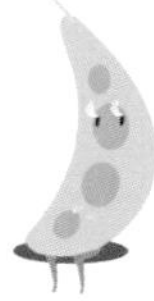

你一定要知道的

3大營養素×13種維生素×

15種礦物質×40種機能性成分

世界一やさしい！栄養素図鑑

世界第一好懂！營養素全書

牧野直子／監修

松本麻希／插圖

蔣君莉／譯

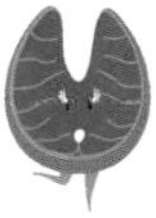

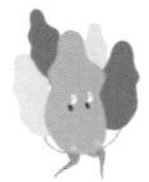

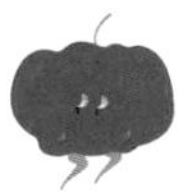

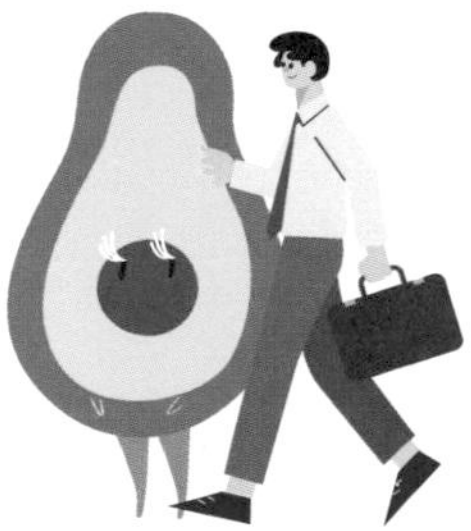

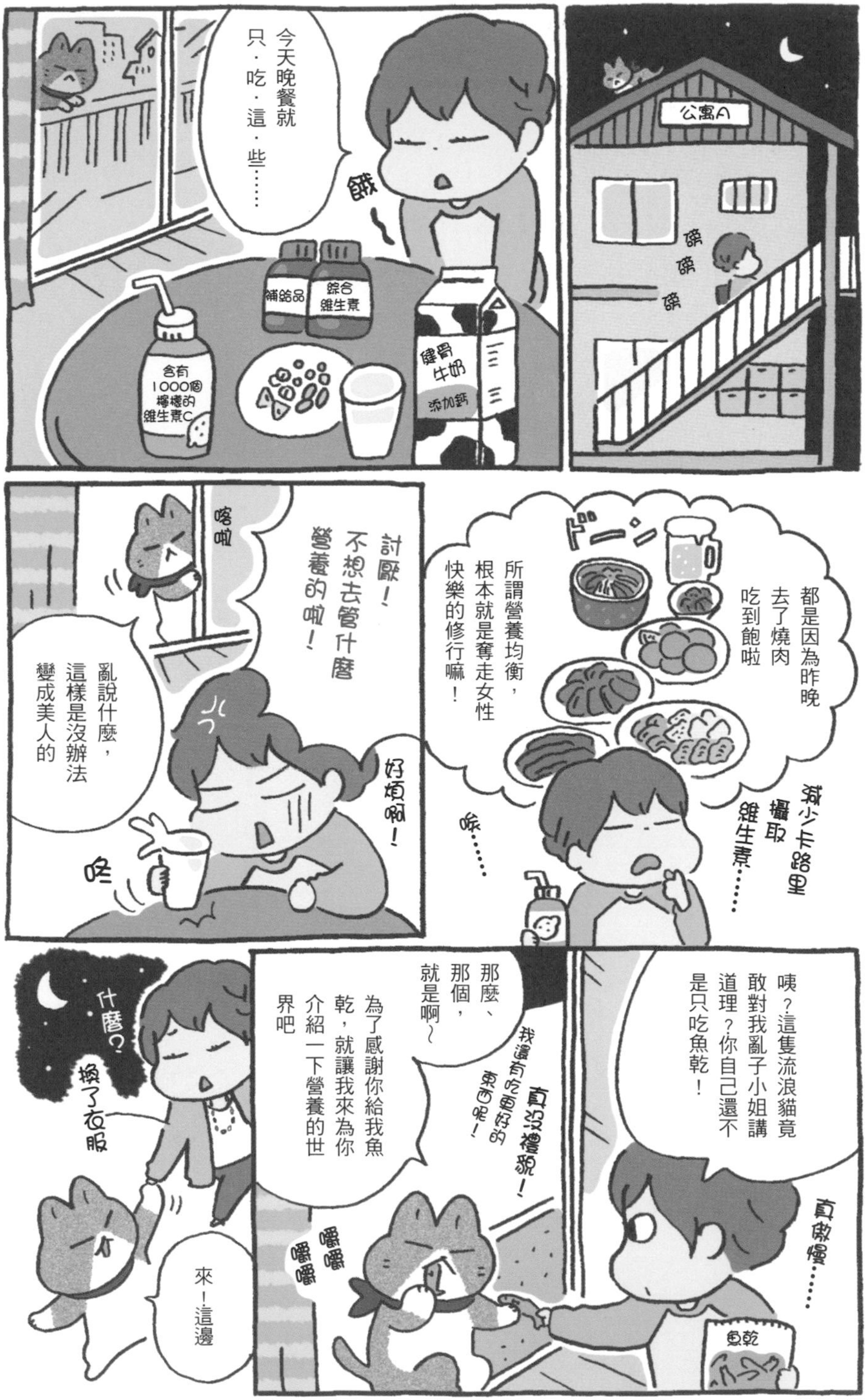

公寓A
碎
碎
碎
今天晚餐就只・吃・這・些……
餓～
補給品
綜合維生素
含有1000個檸檬的維生素C
健胃牛奶
添加鈣
都是因為昨晚去了燒肉吃到飽啦
ドーン
所謂營養均衡，根本就是奪走女性快樂的修行嘛！
減少卡路里攝取維生素……
唉……
喀啦
討厭！不想去管什麼營養的啦！
亂說什麼，這樣是沒辦法變成美人的
好煩啊！
咚
咦？這隻流浪貓竟敢對我亂子小姐講道理？你自己還不是只吃魚乾！
真沒禮貌！我還有吃更好的東西呢！
真傲慢……
嚼嚼
嚼嚼
魚乾
那麼、那個，就是啊～
為了感謝你給我魚乾，就讓我來為你介紹一下營養的世界吧
什麼？
換了衣服
來！這邊

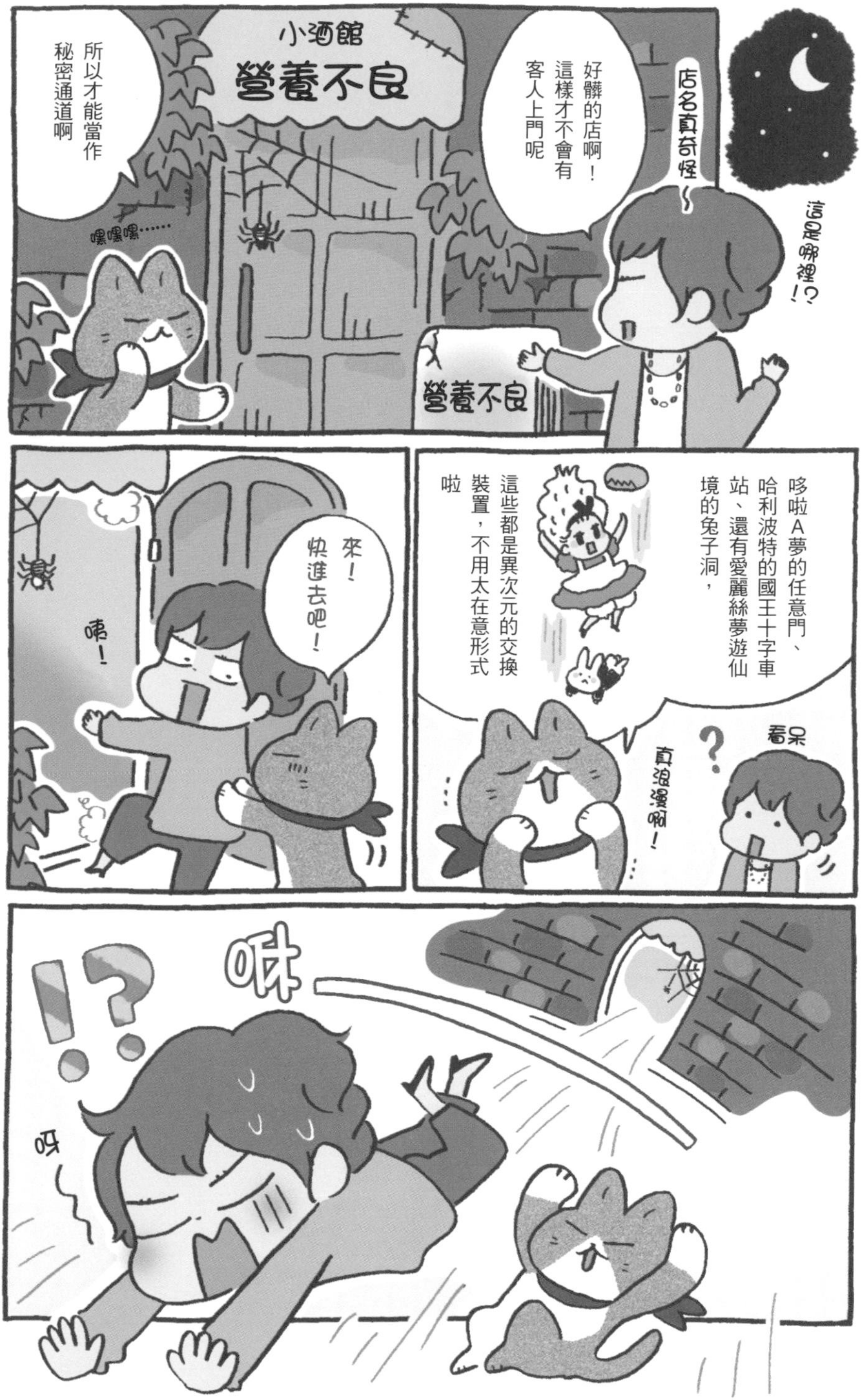
這是哪裡!?
店名真奇怪～
好髒的店啊！這樣才不會有客人上門呢
小酒館
營養不良
所以才能當作秘密通道啊
嘿嘿嘿……
營養不良
哆啦A夢的任意門、哈利波特的國王十字車站、還有愛麗絲夢遊仙境的兔子洞，
這些都是異次元的交換裝置，不用太在意形式啦
看呆
真浪漫啊！
來！快進去吧！
咦！
咻
!?
呀～

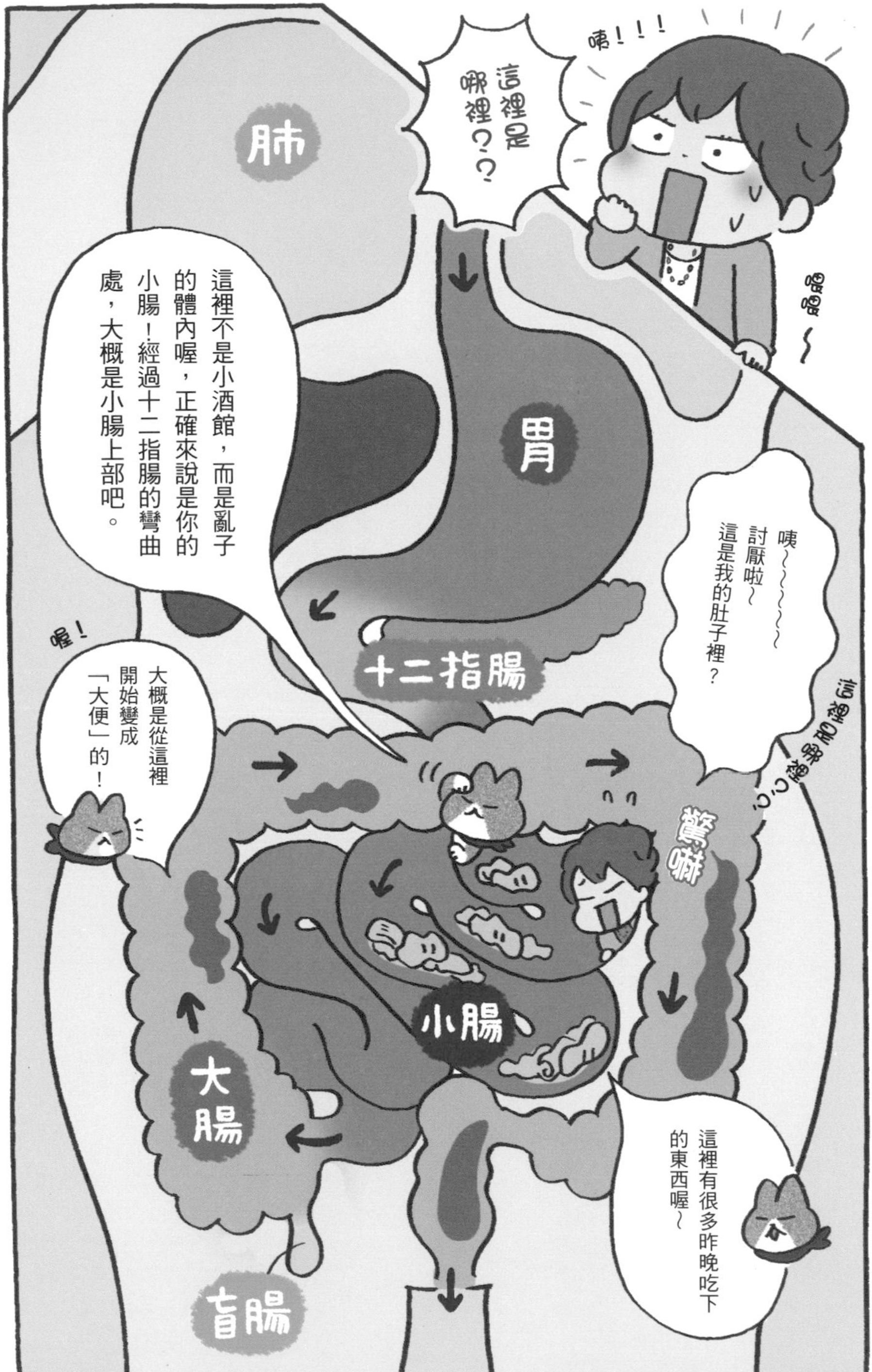
咦!!!
這裡是哪裡??
咕嚕～
肺
胃
十二指腸
小腸
大腸
盲腸
這裡不是小酒館，而是亂子的體內喔，正確來說是你的小腸!經過十二指腸的彎曲處，大概是小腸上部吧。
咦～～～～～討厭啦～這是我的肚子裡?
這裡是哪裡??
驚嚇
喔!
大概是從這裡開始變成「大便」的!
這裡有很多昨晚吃下的東西喔～

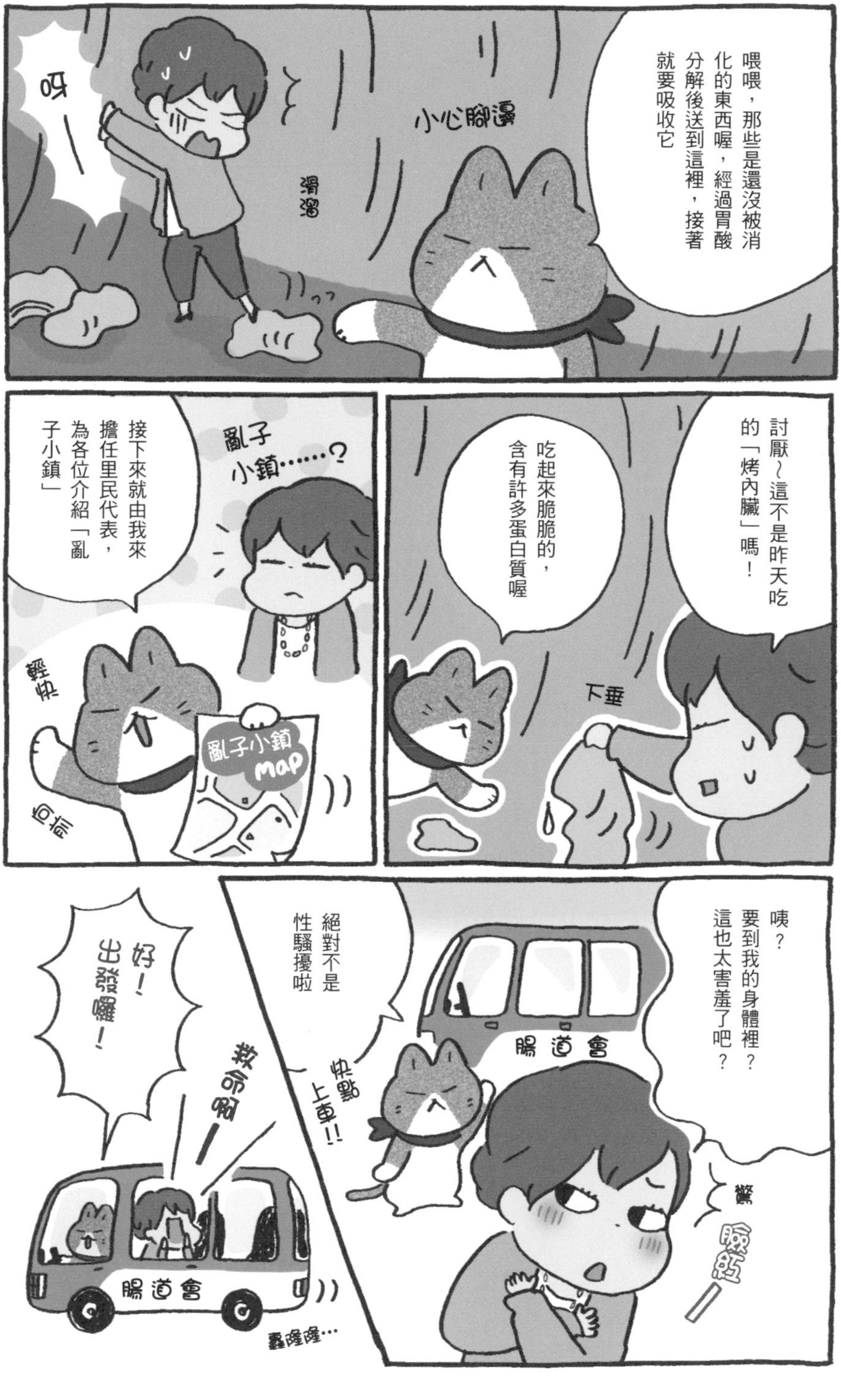
喂喂，那些是還沒被消化的東西喔，經過胃酸分解後送到這裡，接著就要吸收它
小心腳邊
滑溜
呀
討厭~這不是昨天吃的「烤內臟」嗎！
吃起來脆脆的，含有許多蛋白質喔
下垂
接下來就由我來擔任里民代表，為各位介紹「亂子小鎮」
亂子小鎮……？
輕快
向前
亂子小鎮 map
咦？要到我的身體裡？這也太害羞了吧？
驚
臉紅
絕對不是性騷擾啦
快點上車!!
腸道會
好！出發囉！
救命啊—
腸道會
轟隆隆…

前言

早上總是睡到最後一刻、匆匆忙忙出門，中午就吃便利商店的便當，當然，最喜歡甜點的我，下午一定會記得享用小點心！♡

到了晚上當然還要補充能量！

上網搜尋預約排行前幾名的無限暢飲餐廳，和朋友盡情乾杯！

這樣的生活持續了一段時間，最近開始覺得狀況不太好……。

皮膚粗糙、頭髮毛躁，還會便秘、心情好煩躁！

甚至還被朋友說：「咦？亂子，怎麼感覺你變老了？」

這時，「我是腸道順順，超棒的里民代表！」，說著冷笑話的流浪貓突然出現……。

總覺得這隻貓好像就住在我（亂子）體內。

「這樣下去會有大麻煩的。

你知道三大營養素嗎？什麼？蛋白質、脂質、碳水化合物（醣類）？

還好，至少還知道這些啊。再加上礦物質和維生素就是五大營養素。

被歸為第六營養素的膳食纖維，最近也受到許多關注喔。
當然不只這些，我們體內還存在許多營養素，它們都為了維持健康的身體而不斷努力著呢！」這隻貓開始對我說著……。

里民代表就這樣帶著我，從小酒館的門進到自己體內了！
我們的體內非常複雜，而且還有許多營養素在幫助我們，非常令人感動。
看到大家都這麼努力，我也開始會注意飲食生活規律及營養均衡了。
另外還要適度運動，為了保持健康，真的有許多必須思考的地方呢。
希望正在看著這本書的各位，一定要聽聽看里民代表的營養解說。偶爾說的冷笑話，也請大家多多包涵！
非常希望能夠對大家今後的生活有所幫助。

養分亂子

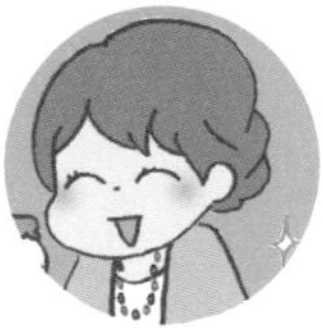

關於本書

- ●食品成分的數值係根據「日本食品標準成分表 二〇一五年版（第七次修訂）」（文部科學省科學技術、學術審議會資源調查分科會報告）。
- ●有關各種營養素含量豐富的食物，係選擇一般較為熟悉的食物來刊載。
- ●關於各個營養素的解說及漫畫內容，並非保證其效能。攝取營養素會產生的反應因人而異。

Contents

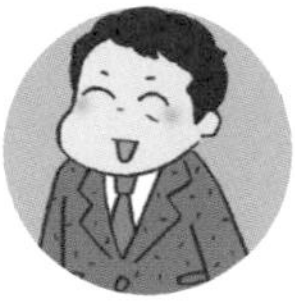

幫助醣類代謝，有助於消除疲勞。也能夠減輕煩躁感。

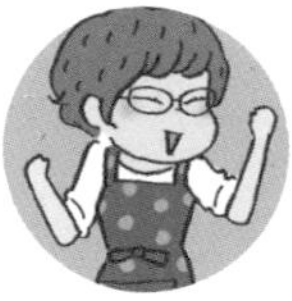

幫助脂肪代謝。是減重及預防痘痘的好幫手。

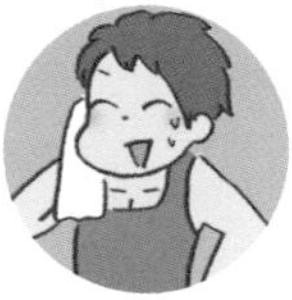

能夠幫助酒精分解。也和三大營養素的代謝有關。

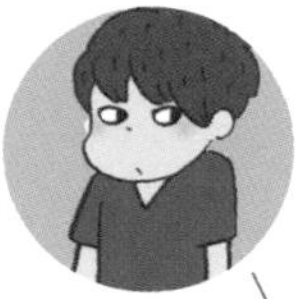

協助蛋白質代謝。也能夠預防皮膚炎。

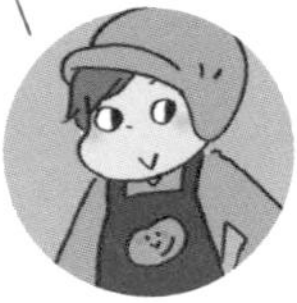

與葉酸共同預防貧血。也使神經傳導能正常運作。

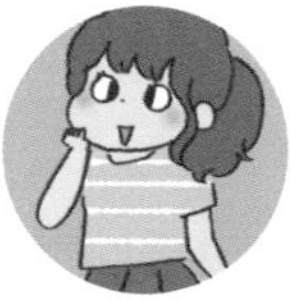

有緩和壓力的功能。也能幫助預防慢性病。

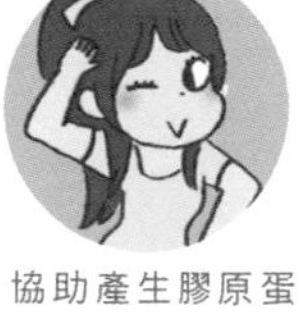

協助產生膠原蛋白，能使肌膚美麗並保持頭髮健康。

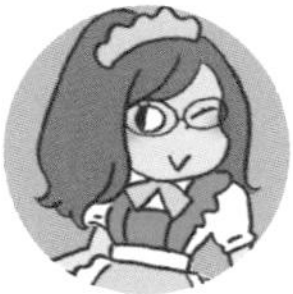

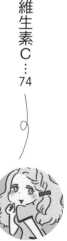

協助產生紅血球及DNA。在葉菜類及肝臟中含量豐富。

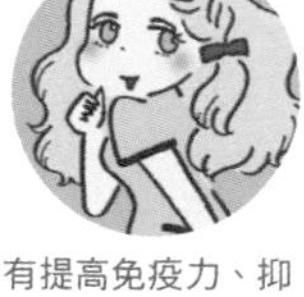

有提高免疫力、抑制活性氧作用的功效。

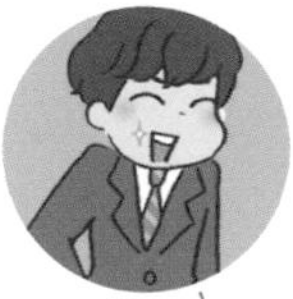

為了保持骨骼及牙齒強壯所需要的。也能維持神經傳導及血壓正常。

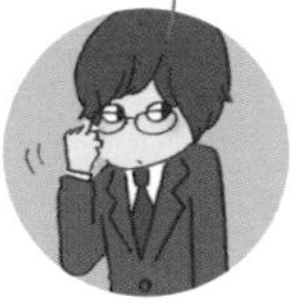

構成骨骼的礦物質之一。容易因壓力而流失。

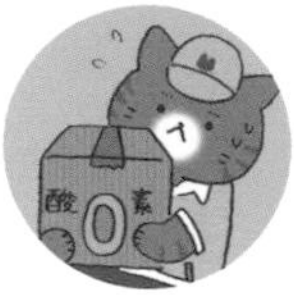

構成紅血球的主要成分——血紅素的材料。如果不足可能會引起貧血。

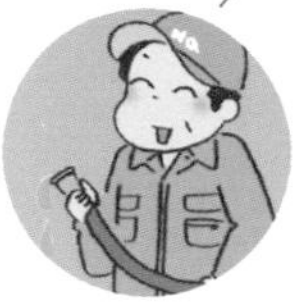

調節體內水分的重要礦物質。攝取過量可能會引起高血壓。

可維持細胞內的鈉含量正常，並有調節血壓的功能。

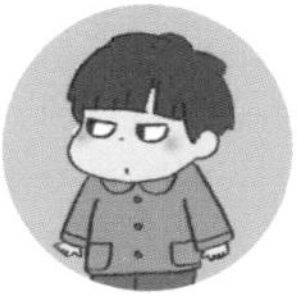

構成骨骼及牙齒的材料，但攝取過多可能會引起骨質疏鬆症。

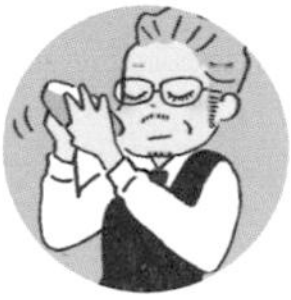

協助形成味蕾細胞。如果不足可能會造成味覺異常。

構成指甲及頭髮的成分，也能夠防止有害礦物質累積。

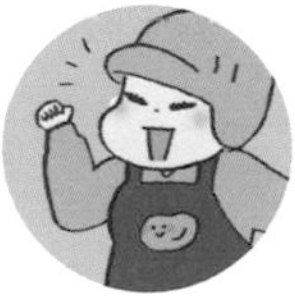

協助鐵發揮作用，並預防貧血。

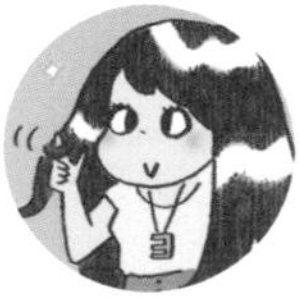

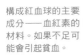

形成甲狀腺荷爾蒙的材料。也能夠維持頭髮美麗。

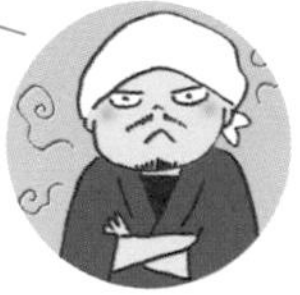

帶有特殊氣味，具有很強的抗氧化作用。

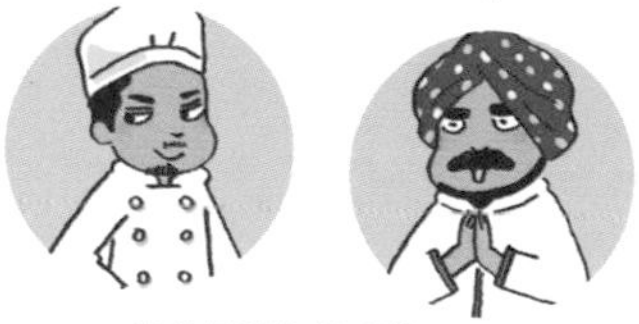

能夠促進全身血液循環，預防手腳冰冷及肩膀痠痛，並幫助減重。

其他營養素

里民代表（腸道順順）

原本以為只是隻流浪貓，沒想到其實是亂子體內「亂子小鎮」的里民代表。對於營養素非常了解，告訴亂子很多事情。說自己是腸道順順，超棒的里民代表，還喜歡講冷笑話！

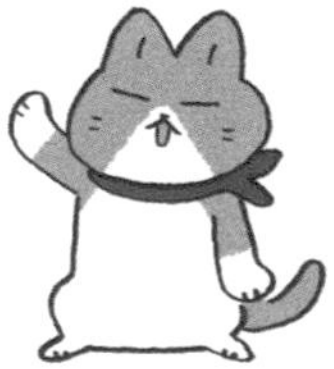

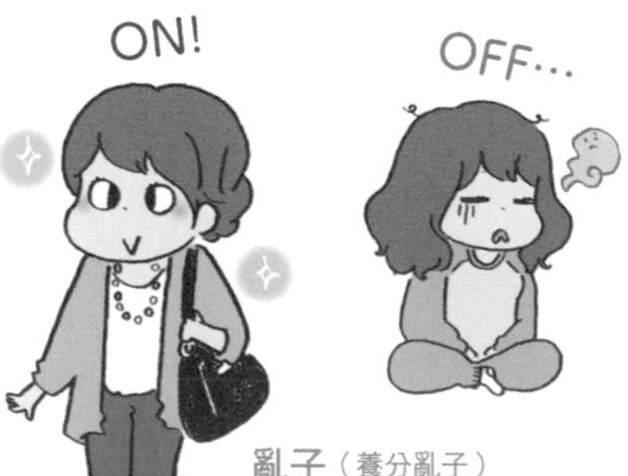

亂子（養分亂子）

30歲的上班族。目前的煩惱是工作壓力，以及因為暴飲暴食而持續增加的體重。最近因為沒有時間而沒去健身房，處於幽靈會員的狀態。雖然也想透過飲食來增進美容和健康，但是……。

第1章

三大營養素與膳食纖維

即使只是少吃了一餐，身體好像就變得沒有力氣、頭腦也無法思考……。
營養素正具有如此大的影響力。
而其中最重要的就是三大營養素。

什麼是三大營養素？

最重要的營養素，相互之間的平衡非常重要

人類、還有像我們貓咪也是如此，地球上的生物都為了要活下去而進食。就像媽媽的口頭禪那樣——「一定要好好吃東西，攝取許多營養才行喔！」在這些食物所含的物質中，我們身體所必需的成分就稱為「營養素」。

在營養素中，「蛋白質」、「脂質」、「碳水化合物（醣類）」這三個是構成身體的基礎材料，同時也是能量來源，因此被稱為「三大營養素」。再加上「維生素」、「礦物質」就是五大營養素，而「膳食纖維」有時也被稱為第六營養素。這些都是維持生命不可或缺的營養素。

蛋白質是構成肌肉、臟器及血液的主要材料，可以說身體的各個部分都是由蛋白質所組成。脂質會被分解為脂肪酸，作為能量來源使用，萬一發生緊急狀況，也能夠將能量和水分儲存在身體裡，具有非常重要的功能。醣類會被分

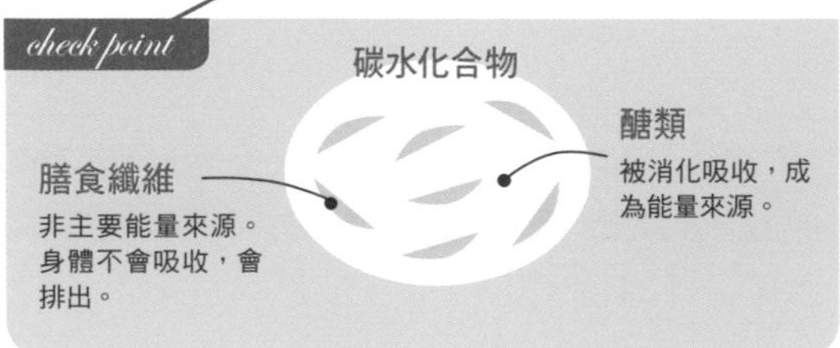
check point
碳水化合物
膳食纖維
非主要能量來源。身體不會吸收，會排出。
醣類
被消化吸收，成為能量來源。

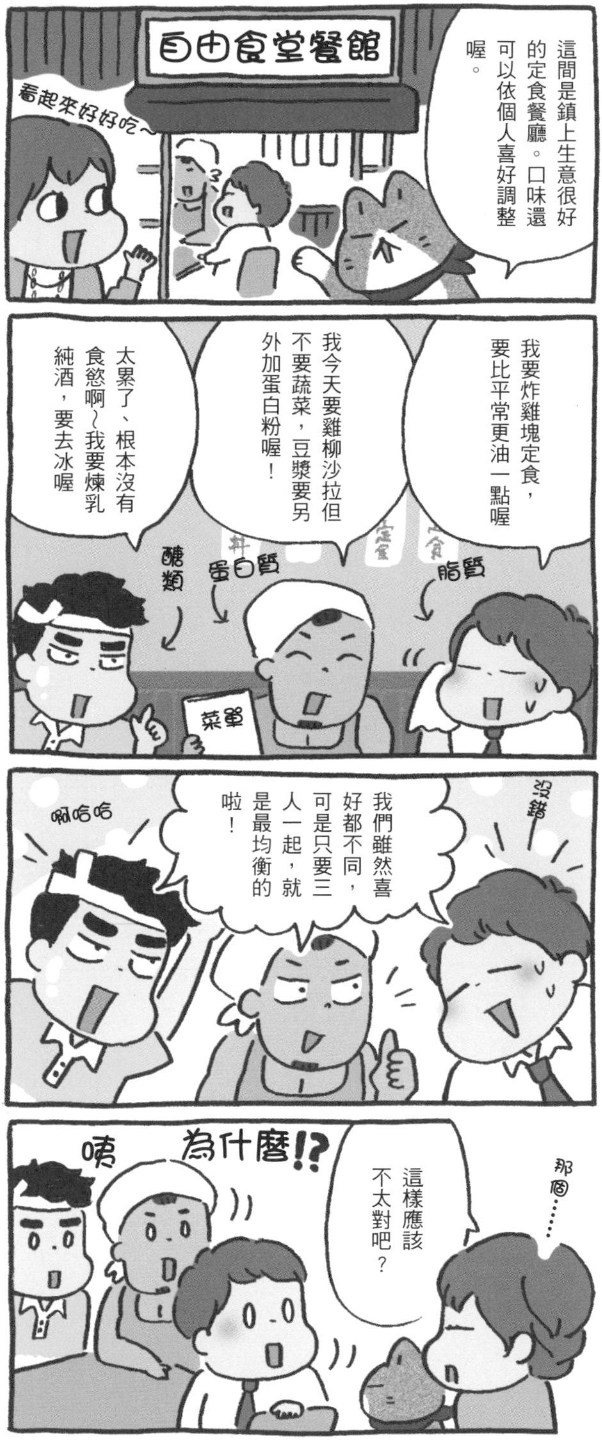
自由食堂餐館
這間是鎮上生意很好的定食餐廳。口味還可以依個人喜好調整喔。
看起來好好吃～
我要炸雞塊定食，要比平常更油一點喔
我今天要雞柳沙拉但不要蔬菜，豆漿要另外加蛋白粉喔！
太累了、根本沒有食慾啊～我要煉乳純酒，要去冰喔
脂質
蛋白質
醣類
菜單
沒錯
我們雖然喜好都不同，可是只要三人一起，就是最均衡的啦！
啊哈哈
那個……
這樣應該不太對吧？
為什麼!?
咦

解成葡萄糖，成為能量來源，還會影響腦部運作，是很重要的營養素。

雖然現在好像很流行限制醣類的減重方式，但是正因為在減重，所以更應該要注意營養均衡。要減重的話，首先要避免攝取脂質、適度減少碳水化合物（醣類），並適量攝取肉、魚、蛋、黃豆等作為蛋白質來源的食物。常吃速食或經常外食的人要特別注意每次用餐的內容。

蛋白質

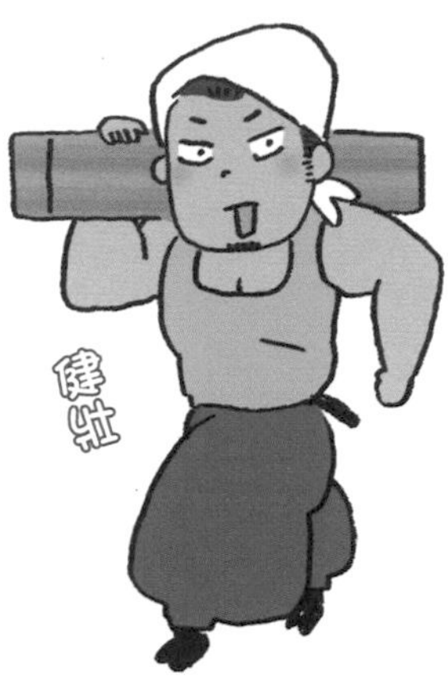

蛋白質

充滿肌肉的建築工人。因為很值得信類，所以大家都希望他能留下，但他不喜歡定居在某一處。工作結束就會離開。

組成身體材料的營養素

「蛋白質」是三大營養素之一。英文是「Protein」，對於有在運動健身的人來說，是很熟悉的詞語吧。

蛋白質是構成肌肉、皮膚、內臟、頭髮及血液等身體各個部分的材料。它的種類竟然有十萬種以上，不過其實都是由大約二十種稱為「胺基酸」的營養素，以各式各樣的形式組合而成的喔。其中，我們體內無法合成足夠需要量的九種胺基酸稱為「必需胺基酸」，而剩下的十一種胺基酸則使用胺基酸、脂肪及糖，能在體內合成，稱為「非必需胺基酸」。雖然這些對人體來說都是不可或缺的，但無法在體內合成的必需胺基酸，就一定要透過飲食來攝取。

佔了人體大約百分之二十的蛋白質不僅能組成肌肉及內臟等，也是形成調節消化器官及腦神經系統功能的荷爾蒙、代謝所不可或缺的酵素、與疾病抗戰的免疫抗體的營養素，擔負了非常重要的功能。

然而，雖然是如此重要的營養素，但人體內並沒有蛋白質的儲藏庫。所以每天都必須要攝取才行。順帶一提，同樣屬於三大營養素的脂質與醣類是有儲藏庫的，身體會使用掉需要的量，剩下的就會變成中性脂肪，儲存在脂肪細胞中喔。

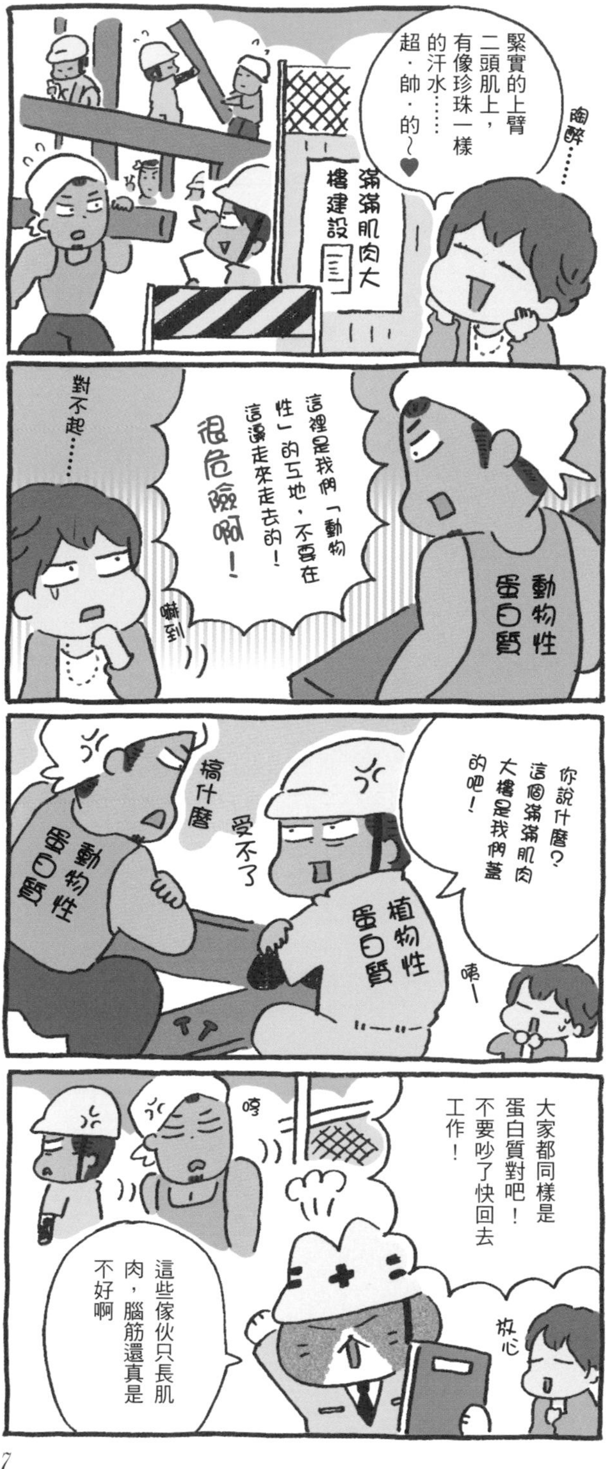
陶醉……
緊實的上臂二頭肌上，有像珍珠一樣的汗水……超・帥・的～♥
滿滿肌肉大樓建設
這裡是我們「動物性」的工地，不要在這邊走來走去的！
很危險啊！
動物性蛋白質
嚇到
對不起……
你說什麼？這個滿滿肌肉大樓是我們蓋的吧！
唏—
植物性蛋白質
受不了
搞什麼
動物性蛋白質
大家都同樣是蛋白質對吧！不要吵了快回去工作！
哼
放心
這些傢伙只長肌肉，腦筋還真是不好啊

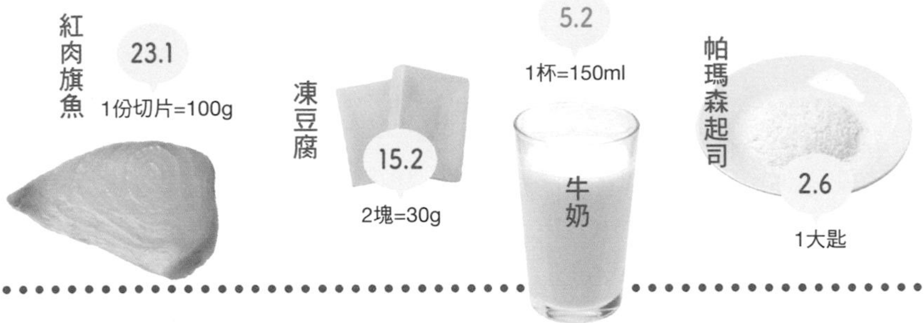
紅肉旗魚
23.1
1份切片=100g
凍豆腐
15.2
2塊=30g
5.2
1杯=150ml
牛奶
帕瑪森起司
2.6
1大匙

「從什麼攝取」也很重要

蛋白質是由胺基酸所構成的，對於體內無法充分合成的胺基酸＝必需胺基酸，要特別注意攝取，以免發生不足的情況。如果不足就無法構成新的頭髮及皮膚，而造成掉髮或肌膚乾燥粗糙喔。另外還會因肌肉減少而變得易胖，或是免疫力降低而容易感冒。

儘管如此，也不是只吃大量富含蛋白質的食品就行了。那到底要吃什麼才對呢？是啊，這是個相當困難的問題。為了進行說明，這裡要向大家介紹「胺基酸評分」。評分是指保齡球或高爾夫的分數？不，應該說是「了解食品所含必需胺基酸的均衡程度評分表」。數值越接近一百，就代表越是均勻含有所有必需胺基酸的食品。

另外，大家應該知道蛋白質有分成「動物性蛋白質」與「植物性蛋白質」吧？動物性蛋白質一般是指肉、魚、蛋等，也就是從動物攝取的蛋白質。相對的，植物性蛋白質則是指黃豆、穀類及蔬菜等所含有的蛋白質。雖然大家可能會認為脂質似乎較少的植物性蛋白質比較好，但其實不能這樣一概而論。事實上，動物性蛋白質的胺基酸評分比較高喔。請大家記得，動物性蛋白質的胺基酸評分約有一百左右喔。

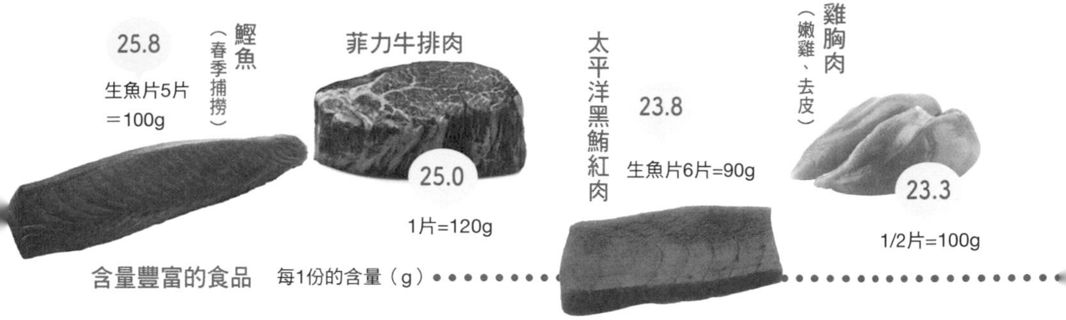

另外，黃豆中含量豐富的「離胺酸」，在白米中的含量較少；而黃豆中含量較少的「含硫胺基酸」，在白米中則含量豐富。吃「納豆飯」就能相互補充到兩者所不足的胺基酸，可說是相當合乎道理的營養食品喔。

嚴禁攝取過量

由於體內並沒有蛋白質的儲藏庫，因此多餘的部分就只能形成尿液排出體外。這樣一來，就會對腎臟造成負擔，有時候會因此造成功能低下。如果高齡者攝取過量，還有可能會引發食慾不振及吞嚥障礙，或因體力或免疫力降低造成感染或併發症，所以要特別小心。

此外，蛋白質含量豐富的食品，卡路里也會比較高。在減重的人，或是為了鍛鍊肌肉而刻意攝取蛋白質的人一定要注意，說不定反而會因過量卡路里而導致肥胖。應選擇脂質含量少的食品，並盡量以少油的方式料理，採取低卡路里但高蛋白的飲食。

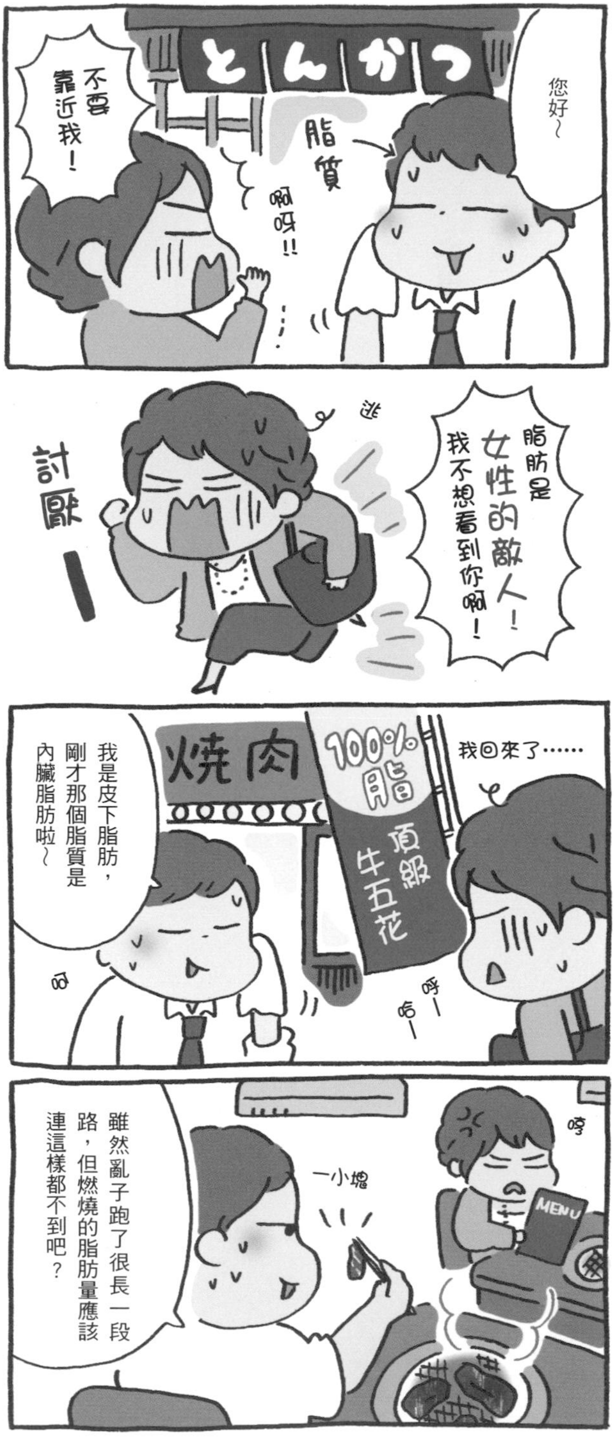
とんかつ
您好～
脂質
不要靠近我！
啊呀!!
脂肪是女性的敵人！我不想看到你啊！
討厭
逃
我回來了……
焼肉
100%脂
頂級牛五花
我是皮下脂肪，剛才那個脂質是內臟脂肪啦～
呼—哈—
哼
MENU
一小塊
雖然亂子跑了很長一段路，但燃燒的脂肪量應該連這樣都不到吧？

脂質

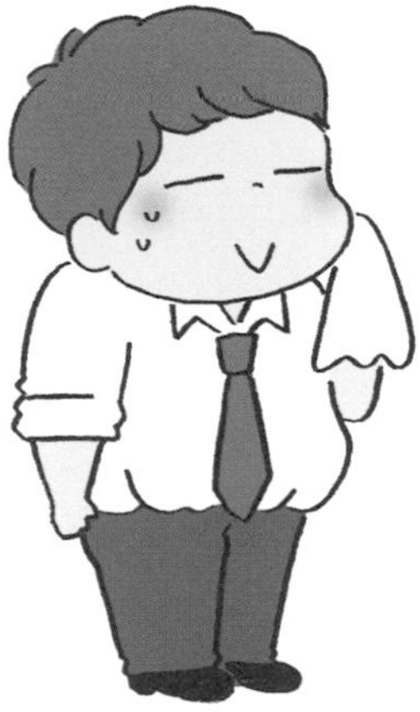

脂質

外表親切又胖胖的哥哥。個性悠哉，但其實非常勤奮。相當受到脂溶性維生素的喜愛。

最大的能量來源

一聽到「脂質」，總覺得是對身體不好的東西？大家可能會這樣想吧。當然，攝取過量是不行的，但其實它是非常重要的營養素喔。

那麼脂質會發揮什麼樣的功能呢？就是成為身體的能量來源！舉例來說，車子的能量是來自於汽油。對了，現在這個時代用電也能夠發動。人類不能喝汽油，也沒有通電的插頭，只能從每天的餐點中攝取能量，而作為能量來源的就是三大營養素的「蛋白質」、「脂質」、「醣類」。其中最大的能量來源就是脂質。

一公克醣類有四大卡的能量，而脂質則有九大卡，是醣類的兩倍以上。一大匙就有約一百一十大卡，這樣應該就可以了解脂質含有多大能量了吧？只需要攝取少量食物即可，所以是很有效率的能量來源，但沒有被消耗掉的部分就會成為脂肪儲存。脂肪也具有保護骨骼、肌肉及內臟的功能，希望大家能注意分量來進行攝取。

另外，脂質也能形成調整身體機能的「荷爾蒙」，並且在協助可溶於油脂的維生素吸收、形成包覆細胞的膜等方面也發揮了重要的功能。雖然減重中的女性常會刻意避免攝取，但還是希望大家能夠好好和這個營養素相處。

血脂異常的診斷標準（空腹抽血）

	膽固醇	數值
高LDL膽固醇血症 臨界性LDL膽固醇血症	LDL膽固醇值	140mg/dl以上 120～139mg/dl
低HDL膽固醇血症	HDL膽固醇值	小於40mg/dl
高三酸甘油脂血症 （高中性脂肪血症）	三酸甘油脂值 ※三酸甘油脂是具代表性的中性脂肪	150mg/dl以上

以「LDL（壞）膽固醇多」、「HDL（好）膽固醇少」、「中性脂肪多」等3個數值來診斷。

（日本動脈硬化學會（編）：動脈硬化性疾病預防指南 2012年版・日本動脈硬化學會，2012）

美容所不可或缺

食用脂質（油脂）包括麻油、大豆油、玉米油、橄欖油等常溫下為液體的油脂，以及豬油及奶油等固體的油脂。另外，在魚或肉等動物性食品，以及穀類、豆類、乳製品及蛋中也都含有脂質。這樣說來，雖然沒有特別查覺到，但其實我們從每天的餐點中攝取了許多脂質呢。

豬排飯、炸蝦飯、咖哩……。用油脂做的料理都很美味吧。據說這是因為使用油脂的話，鹽分會變得溫潤而讓腦部感受到幸福。然而，攝取過多脂肪會造成肥胖、容易導致血脂異常、動脈硬化、糖尿病等慢性病，和乳癌及大腸癌也有關聯，所以要特別注意。

不過，脂質會和蛋白質結合，與人類細胞膜的形成有很大關聯。如果不足，肌膚就會失去彈性而變得乾燥粗糙，頭髮也會失去光澤，還會造成荷爾蒙失調而使女性經期紊亂。此外，脂質需要花費較多時間消化，因此餐後會維持一段時間的飽足感。吃了過多用到油脂做的料理會感覺胃脹，就是這個原因。所以如果為了減重而極力減少攝取脂質，就無法獲得飽足感而持續飢餓狀態，反而會過度飲食，要特別小心喔。

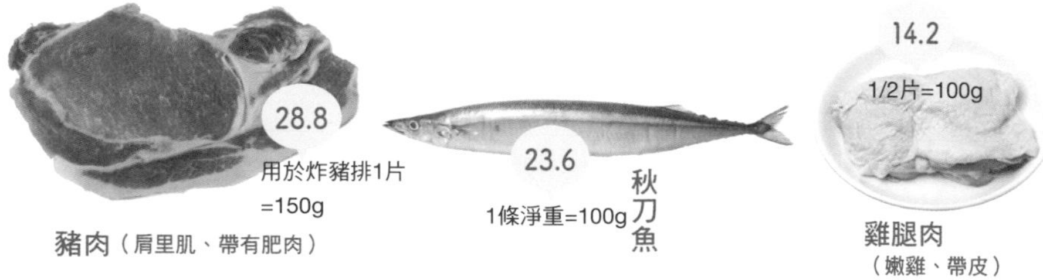

膽固醇是壞東西？

「膽固醇」是脂質的一種。雖然很容易被認為「膽固醇＝壞東西」，但其實這是誤會喔！膽固醇是形成包覆全身細胞的膜，以及幫助脂肪消化的膽酸的材料，因為血管也是由細胞構成的，所以是生存所不可缺少的營養素。不只是從食物中攝取，人類體內也會形成所需要的三分之二的膽固醇。

那麼，大家有聽過「LDL（壞）膽固醇」與「HDL（好）膽固醇」吧？LDL的任務是從肝臟透過血液將膽固醇送至全身各處。如果運送過多，就會附著在血管內壁，增加腦梗塞及心肌梗塞的風險，因此被稱為「壞膽固醇」。而HDL的任務則是把會對身體造成傷害的多餘膽固醇，透過血液進行回收。所以是「好膽固醇」。我們可以透過健康檢查等來確認LDL值、HDL值及中性脂肪值，太高或太低都會造成問題，因此要記得定期檢查。

豬肉（五花肉、帶有肥肉）

31.9

切薄片3片=90g

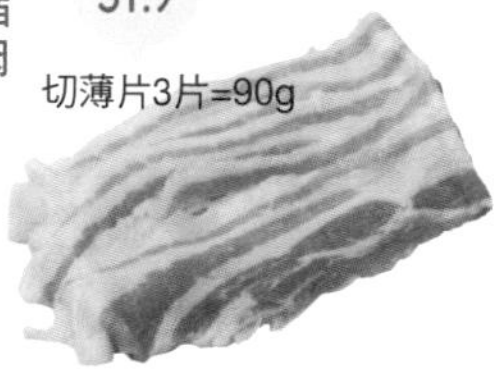

牛肉（沙朗、帶有肥肉）

41.9

切厚片1片=150g

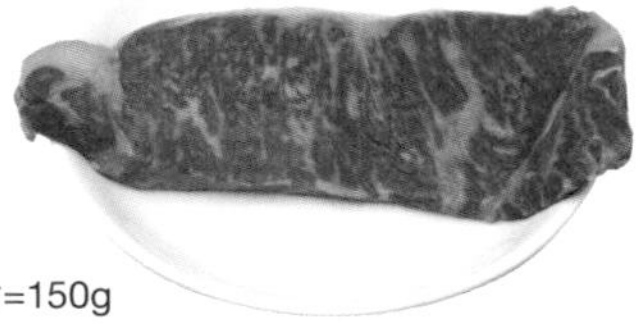

含量豐富的食品　每1份的含量（g）

專欄

什麼是有益健康的油？

重點在含有的脂肪酸！

屬於身體重要營養素的脂質，是由各式各樣的成分連結在一起而形成，其中之一就是稱為「脂肪酸」的成分。脂肪酸大致可分為「飽和脂肪酸」與「不飽和脂肪酸」兩大類。

「棕櫚酸」是飽和脂肪酸之一。在牛的脂肪——牛脂、豬的脂肪——豬油、乳脂肪——奶油以及蛋等動物性脂質中的含量非常豐富。常溫下是固態的油脂，因為飽和脂肪酸在體內也能合成，所以如果攝取過量就會使中性脂肪及膽固醇的濃度上升。也就是使血液呈現「黏稠」的狀態，會引起血脂異常及動脈硬化。另一方面，在魚類及植物油中含量豐富，具有降低膽固醇值功用的是「不飽和脂肪酸」。在常溫下是液態。可以分成「單元不飽和脂肪酸」和「多元不飽和脂肪酸」，而「多元不飽和脂肪酸」中包括n-6系列的脂肪酸（Omega-6）、n-3系列的脂肪酸（Omega-3）等種類。

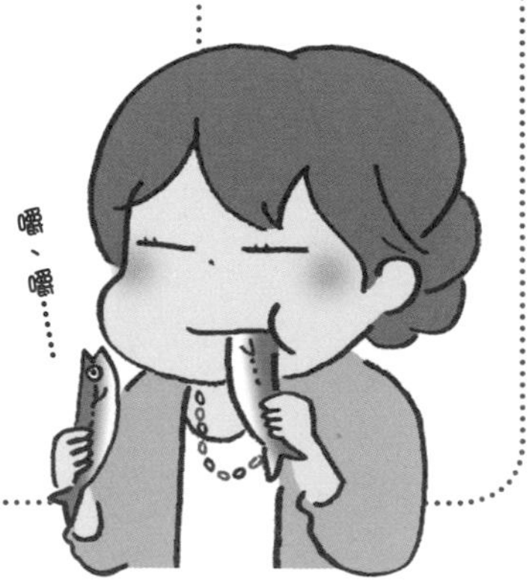

必需脂肪酸

在不飽和脂肪酸中，無法在體內合成的「亞麻油酸」與「α-次亞麻油酸」，以及只能少量合成的「花生四烯酸」等三種稱為「必需脂肪酸」。也就是說，這些是需要從食物中攝取的脂肪酸。在麻油、紅花油、紫蘇油、菜籽油等植物油中的含量豐富。

另外，近年來經常聽到讀音饒口的「二十二碳六烯酸」（DHA）及「二十碳五烯酸」（有時也被稱為IPA或EPA），就是魚油中含量豐富的不飽和脂肪酸。在鮪魚、鯖魚、沙丁魚、鮭魚等青背魚中的含量豐富，據說能夠降低中性脂肪以預防血脂異常，並減少動脈硬化及缺血性心臟病發生，也就是能夠讓血液變得「乾淨」，因此受到關注。因為減重而擔心脂肪攝取的話，或許可以減少食用帶有飽和脂肪酸的動物性脂肪，轉而攝取不飽和脂肪酸喔。

此外，糖果餅乾、烘焙糕點、油炸食品、加工食品中含有許多「反式脂肪酸」，會增加LDL膽固醇，而可能導致老化及慢性病，所以盡量不要吃比較好。無論如何，雖然不能攝取過多，但還是希望大家可以盡量選擇對身體好的油脂。

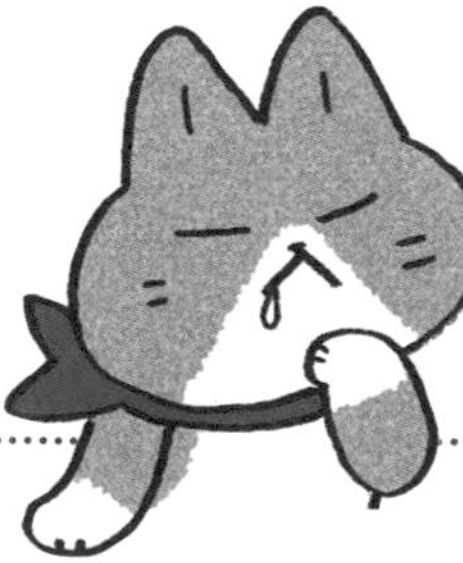

醣類

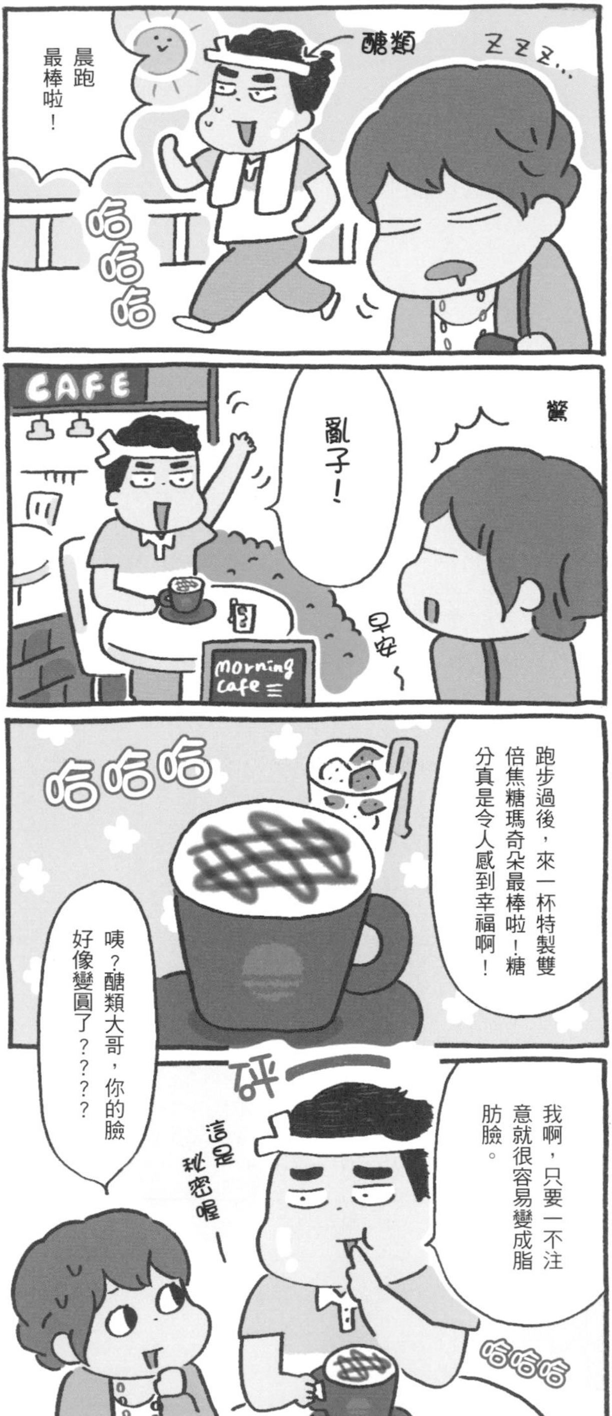
醣類
ZZZ...
晨跑最棒啦！
哈哈哈
驚
CAFE
亂子！
早安～
Morning cafe
跑步過後，來一杯特製雙倍焦糖瑪奇朵最棒啦！糖分真是令人感到幸福啊！
哈哈哈
我啊，只要一不注意就很容易變成脂肪臉。
砰—
這是秘密喔—
咦？醣類大哥，你的臉好像變圓了？？？？
哈哈哈

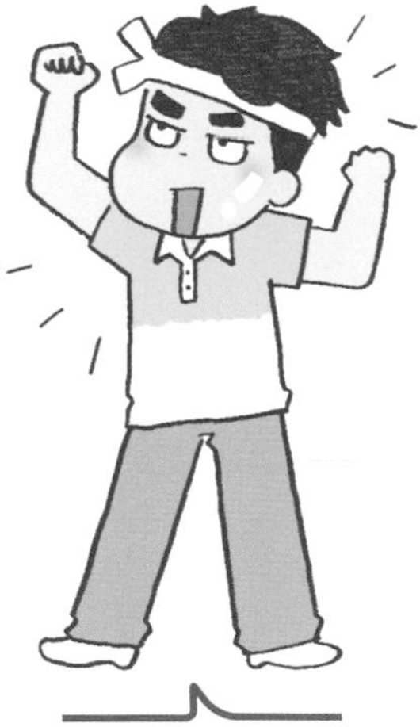

醣類

一直都很興奮的熱血大哥。性格堅毅，動作也很快。不過如果沒有維生素B1的幫助，外形就會變成脂質的模樣。

最重要的能量來源

三大營養素的「蛋白質」、「脂質」、「醣類」全部都能成為能量來源。醣類是由碳、氧、氫所結合而成的化合物，在人體內會被分解為二氧化碳和水，每一公克馬上就能產生四大卡的能量。疲累或是肚子餓的時候，只要吃了甜食，不知為何就會變得有精神吧？醣類的特徵正是比任何營養素都能更快產生能量。

從碳水化合物扣除無法被消化吸收的膳食纖維，就是「醣類」了，也就是「醣類＝碳水化合物－膳食纖維」。一講到碳水化合物就會聯想到的米飯和麵包，它們也正是因為含有醣類，所以充分咀嚼之後就會帶有甜味。

> **check point**
>
> **膳食纖維沒有卡路里？**
>
> 膳食纖維並不是完全不含卡路里。水溶性膳食纖維每1g有2kcal、非水溶性纖維則有1kcal左右的熱量。

醣類依照構造可以大致分為「單醣類」、「寡醣類」、「多醣類」。「單醣」是醣類的最小單位，再繼續分解下去就不算是醣類了。

「單醣類」一般而言都帶有甜味，並且能充分溶解於水中。最具有代表性的就是「葡萄糖」，對人類而言非常重要的腦部，就是以葡萄糖為能量來進行運作，所以葡萄糖如果不足，就會發生記憶力降低、四肢無力的狀況。從以前就常聽人說「一定要好好吃早餐」，正是因為「不攝取醣類，頭腦就無法運轉」。「寡醣類」是由二至十個單醣結合而成。寡醣或是料理所使用的砂糖、麥芽糖就是屬於這類。「多醣類」則是由十個以上的單醣所結合而成。在穀類、芋薯類、豆類等

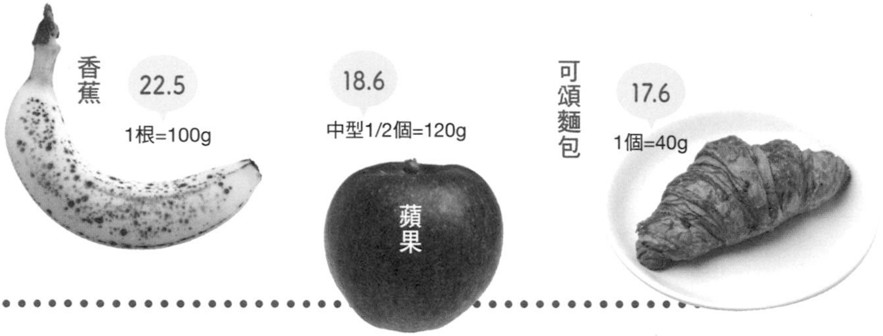

植物性食品中含量豐富的澱粉就是屬於這類，不溶於水而且也沒有甜味。除此之外還有「糖醇類」。蔬菜及水果、菇類、海藻、葡萄酒及清酒、醬油及味噌等發酵食品中都含有這類。雖然醣類能夠迅速轉換成能量，但麻煩的是，剩下的部分會變成脂肪，儲存在肝臟或脂肪細胞中。醣類不但能使頭腦靈活運轉，也能消除疲勞，而且還相當美味，但是攝取過量的話，可是會變胖的，要小心才行。

限醣減重很危險？

最近市面上販售了許多寫著「醣類ＯＦＦ」、「醣類０％」、「低醣類」的商品。也經常聽到「限醣減重」或是「碳水化合物減重」吧？

但是請大家等一下！限制了醣類的攝取，便會使用到儲存在肝臟的醣類，這些醣類上附著了水分，所以一開始減下來的體重，其實是因為體內的水分減少了，而不是體脂肪降下來了。

除此之外，思考一下醣類的主要功用就會知道，醣類不足就會影響到腦部，因此人一定會變得很煩躁。而且如果不攝取醣類，蛋白質和脂質的量便會增加而破壞營養均衡，膳食纖維也會不足而造成便秘。極度限制醣類

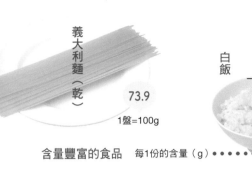

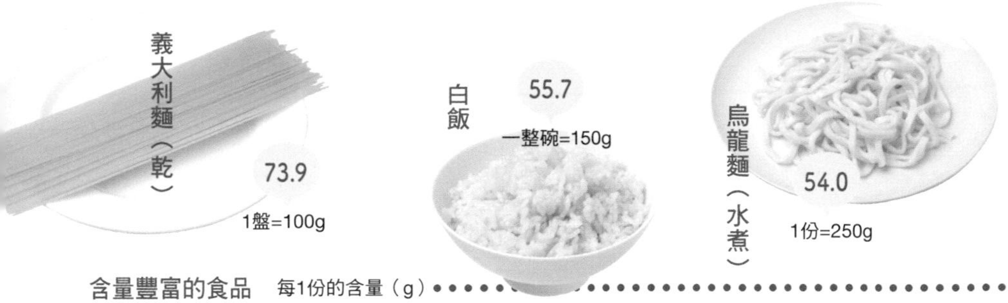

含量豐富的食品　每1份的含量（g）

攝取，或是完全不吃，會引起各式各樣的問題，還是不要自己隨意進行限醣減重比較好喔。

什麼是低GI食品？

所謂「GI」（升糖指數），是表示攝取麵包或米飯等碳水化合物後，使血糖值上升的程度。低GI食品是指不易使餐後血糖值上升的食物，一般而言被認為是對健康比較好的。

為什麼低GI就對健康比較好呢？這和叫做「胰島素」的荷爾蒙有關。胰島素的功能是使餐後上升的血糖值降低，上升量越大分泌量就越多。但是，胰島素也有形成脂肪並抑制脂肪細胞分解的作用，分泌過多可能會引起肥胖。因此，糖尿病或是正在減重的人應該選擇GI值低的食品。穀類部分盡可能選擇未精製者，並採取不易使血糖值上升的食用方式，像是不要一次吃很多，而是分為數次、每次少量攝取等。

膳食纖維

調整腸道環境，並抑制血糖值上升

經常聽到「解決便秘就需要膳食纖維！」對吧？咀嚼牛蒡時，口中會感覺留下了什麼東西，那就是「膳食纖維」喔。說是「纖維」，大家會想像成細細的絲線吧？但膳食纖維不只是線狀，也有些是蜂窩狀、絲瓜狀，不過都是呈現表面有很多孔洞的樣子。

那為什麼會對便祕有效果呢？我們可以把膳食纖維想成是「腸道的清潔工」，人類吃進食物後通過消化道的時間，雖然因人而異，但大約會在二十四至七十二小時之間。其中大部分的時間都是在大腸內移動，消化道中會分泌大量的消化液，而具多孔性的膳食纖維會吸收這些水分並膨脹，藉此軟化糞便並使排便量變多。膳食纖維原本就是不易被體內的消化酵素消化，而會直接被排出的成分，近年來人們逐漸認知到，膳食纖維不會被消化，而是送至大腸，在那裡發揮重要的生理機能。

膳食纖維

水溶性膳食纖維與非水溶性膳食纖維同心協力，一起進行體內清掃。

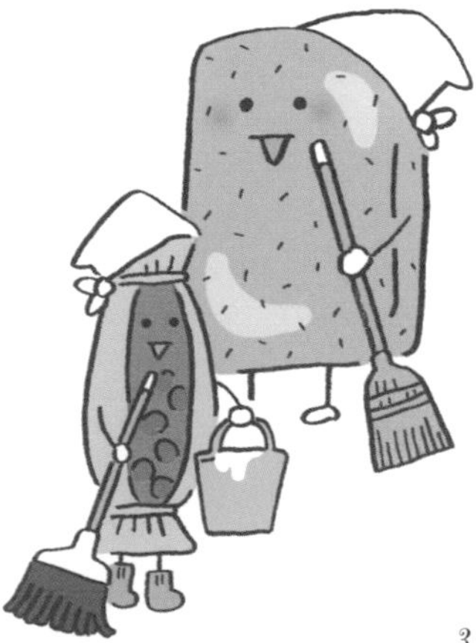

check point

膳食纖維+醣類=碳水化合物

食品上標示的營養成分中，有時會以「碳水化合物」表示，有時會分成「醣類」及「膳食纖維」來表示。

膳食纖維能夠預防、改善便秘，也就是調整腸道環境，另外也具有抑制血糖值急速上升、抑制膽固醇吸收的功能。對女性而言，令人高興的部分是能避免肥胖，膳食纖維會因吸收水分而膨脹、增加份量，所以在胃停留的時間變長，因此可維持飽足感，避免飲食過量。

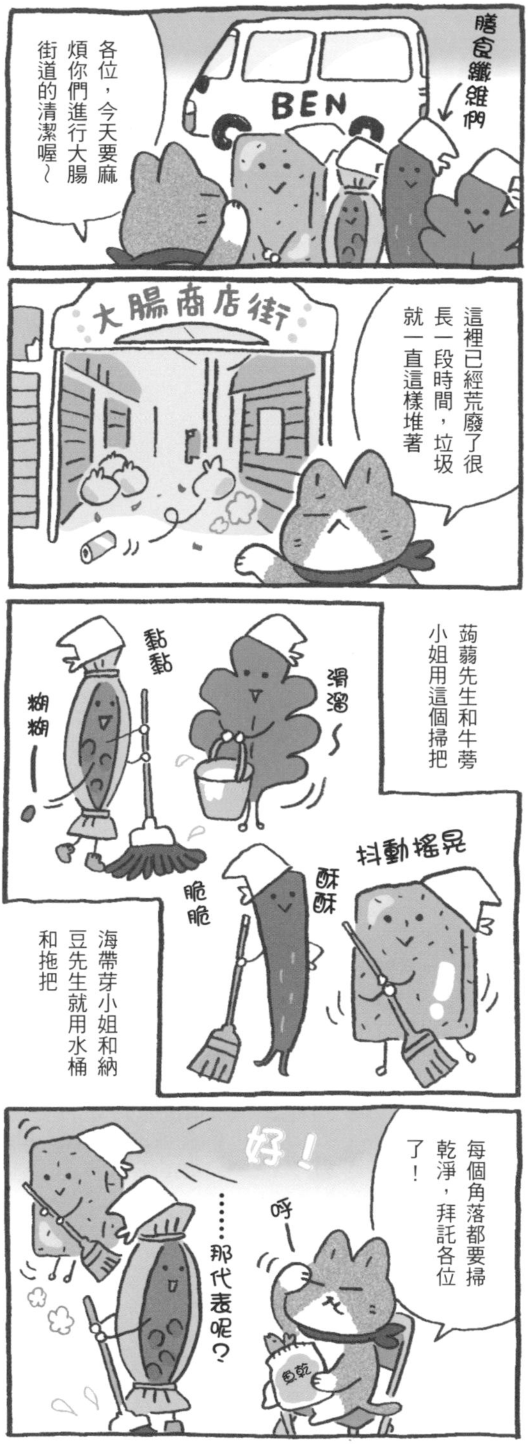

膳食纖維們
BEN
各位，今天要麻煩你們進行大腸街道的清潔喔～
大腸商店街
這裡已經荒廢了很長一段時間，垃圾就一直這樣堆著
蒟蒻先生和牛蒡小姐用這個掃把
黏黏
糊糊
滑溜～
抖動搖晃
酥酥
脆脆
海帶芽小姐和納豆先生就用水桶和拖把
每個角落都要掃乾淨，拜託各位了！
好！
呼～
……那代表呢？
魚乾

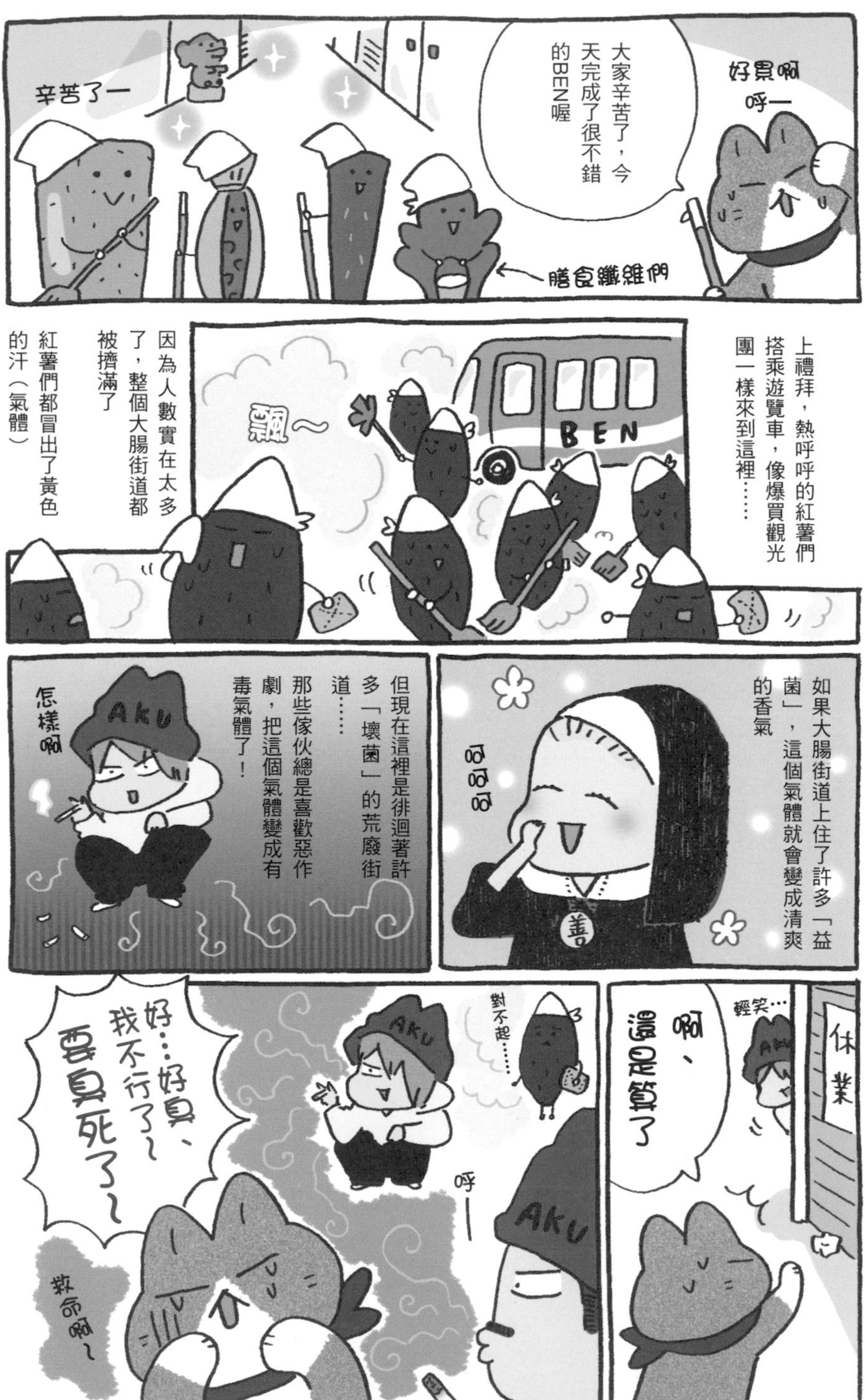
好累啊
呼—
大家辛苦了，今天完成了很不錯的BEN喔
辛苦了—
膳食纖維們
上禮拜，熱呼呼的紅薯們搭乘遊覽車，像爆買觀光團一樣來到這裡……
BEN
飄～
因為人數實在太多了，整個大腸街道都被擠滿了
紅薯們都冒出了黃色的汗（氣體）
如果大腸街道上住了許多「益菌」，這個氣體就會變成清爽的香氣
呵呵呵
善
但現在這裡是徘迴著許多「壞菌」的荒廢街道……
那些傢伙總是喜歡惡作劇，把這個氣體變成有毒氣體了！
AKU
怎樣啊
休業
輕笑…
啊、還是算了
AKU
對不起……
好…好臭、我不行了～臭死了～
AKU
呼—
AKU
救命啊～

註：「BEN」音同日語「便」，指「糞便」。

水溶性與非水溶性

膳食纖維有許多種類，功能也不一樣。不過大致可分為「水溶性膳食纖維」與「非水溶性膳食纖維」兩類。如同它的名稱，也就是可溶於水的膳食纖維與不溶於水的膳食纖維。兩種膳食纖維具有不同的功效，所以均衡攝取是很重要的。

首先介紹「水溶性膳食纖維」。特徵是具有黏黏滑滑的黏性，以及很強的保水力。水果及蔬菜中含量豐富的果膠、昆布及海帶芽等海藻類中大量含有的海藻酸、蒟蒻中的葡甘露聚醣、大麥等食物中的β-葡聚醣等都屬於水溶性。腸道裡如果有廢物堆積，就會發酵並產生毒素，而可能造成皮膚狀況不佳或是生病，水溶性膳食纖維能夠將這些廢物黏黏地包住，並排出體外。食物如果被水溶性膳食纖維包覆住，通過腸道的速度就會變慢。醣類的消化吸收速度變慢，就能夠抑制血糖值急速上升，所以對減重也有幫助。此外，水溶性膳食纖維也會吸附膽固醇等多餘的脂質並排出，還具有保護腸道黏膜、增加益菌的效果。

另一方面，「非水溶性膳食纖維」包括黃豆及牛蒡等的纖維素、半纖維素等。因為難溶於水，所以會在胃及腸道中吸收水分並膨脹，刺激腸道而

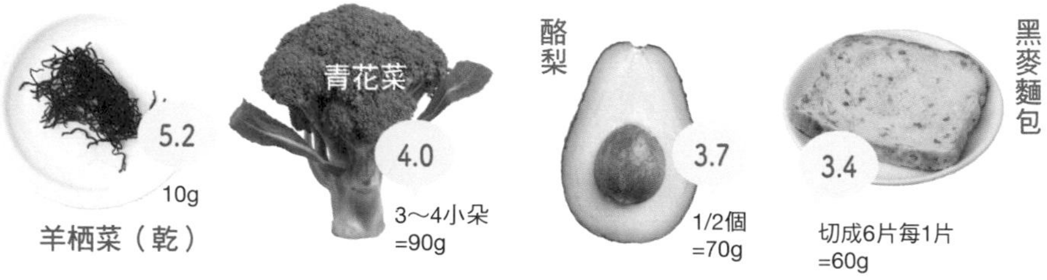

含量豐富的食品　每1份的含量（g）

促進排便。吃了番薯之後會放屁對吧？這也是非水溶性膳食纖維的效果。非水溶性的食物大多是像牛蒡等富含纖維質的食物，所以要好好咀嚼才行，這樣也可以預防飲食過量，得到飽足感。

如果不足的話……

大家從以前就聽過「吃好睡好排便好」對吧？但是膳食纖維不足的話，排便就不會順暢了。早點將留在腸道的廢物從體內排出是非常重要的，不這樣的話，得到慢性病或癌症的風險也會變高。

一天一次，排出大概兩條像是香蕉或法蘭克福香腸形狀的糞便，就算是排便狀況良好。三天以上沒有排便就是便秘，便秘的人的糞便經常是圓圓的，或是小小顆粒狀。有這樣情況的人更需要攝取充足的膳食纖維和水分。如果是軟便的話，要注意不要食用過量的脂肪，暴飲暴食或是其他原因都有可能造成下痢喔。糞便顏色會因為通過大腸的時間而有所不同，時間越短越接近黃色，到褐色為止都算是健康的糞便，如果是黑色或紅色就一定要趕快去醫院了！

檢查糞便狀況來了解腸道環境是否良好非常重要！

健康糞便的檢查表

糞便是顯示健康狀態的指標。理想的糞便是黃色至橘色。香蕉狀或是半膏狀都算是健康的糞便。

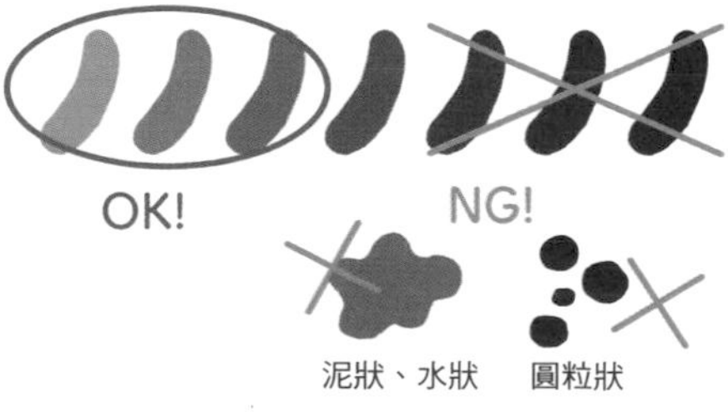

第2章

維生素

從食物中吸收營養素，要轉換成能量，或是形成構成身體的材料，都需要有維生素發揮作用。
必須從每天的飲食中均衡攝取。

什麼是維生素？

雖然量少，但不足就會有嚴重影響

「維生素」與蛋白質、脂質、碳水化合物（醣類）、礦物質並列為五大營養素的其中之一。不過，它和其他營養素不同，幾乎不含有能夠形成能量或身體組織的成分，而是扮演協助其他營養素順利運作的角色。它負責維持各式各樣的生理機能，並與形成能量及身體組織的代謝有關。協助三大營養素代謝的是維生素B_1、B_2、菸鹼酸等。而與維持血管、皮膚、骨骼等的健康有關的是維生素A、D、B_2、B_6等。具有抗氧化功用的是維生素A、E、C等。

雖然因為需要的量很少而被稱為「微量營養素」，但是如果量不夠，就會發生特定的缺乏症，所以絕對不能輕忽。雖然也有部分可在體內合成，但還不足夠，因此必須從食品中攝取才行。

> **check point**
>
> **什麼是微量營養素？**
>
> 與三大營養素相比，僅需攝取少量就足夠的營養素。屬於有機化合物的微量營養素稱為維生素，屬於無機化合物者則稱為礦物質。

作為營養素而不可或缺的維生素有十三種，大致可以分成兩類。一類是「脂溶性維生素」，易溶於油脂中並且耐熱的類型。包括維生素A、D、E、K等四種。這類維生素如果攝取過多，就會儲存在肝臟，有時會引起過多症，所以一定要注意。

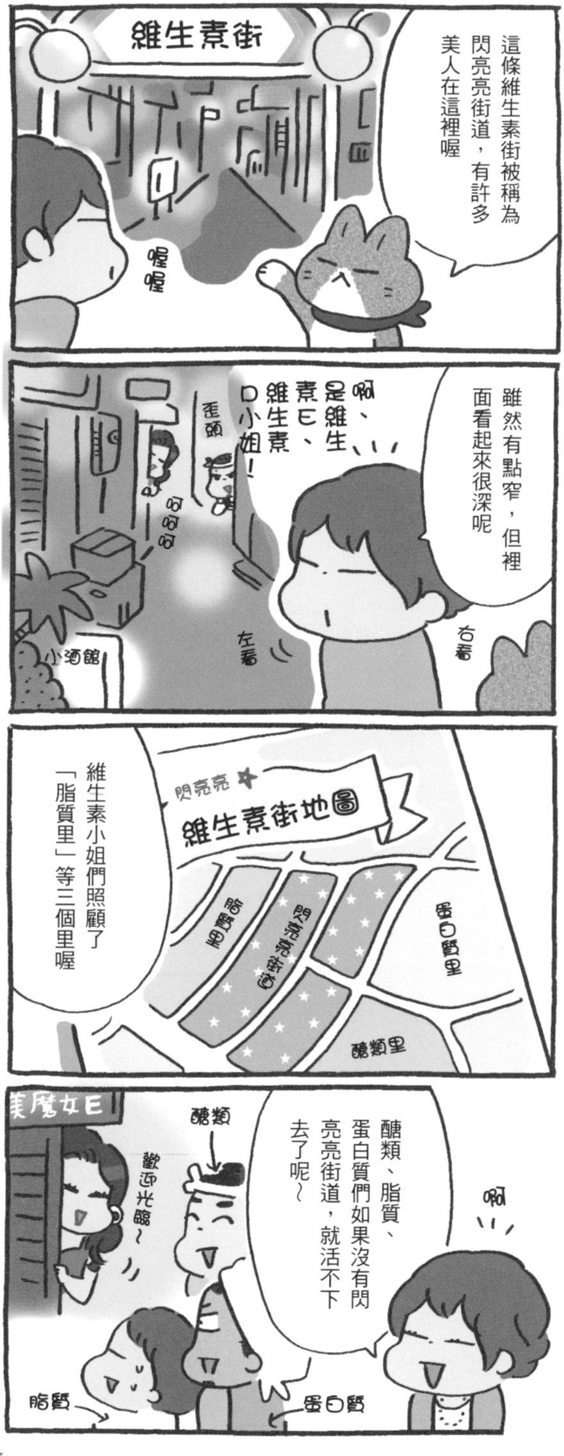
維生素街
這條維生素街被稱為閃亮亮街道，有許多美人在這裡喔
喔喔
雖然有點窄，但裡面看起來很深呢
啊、是維生素E、維生素D小姐！
歪頭
呵呵呵
右看
左看
小酒館
閃亮亮
維生素街地圖
維生素小姐們照顧了「脂質里」等三個里喔
蛋白質里
閃亮亮街道
脂質里
醣類里
美魔女E
醣類
歡迎光臨～
醣類、脂質、蛋白質們如果沒有閃亮亮街道，就活不下去了呢～
啊
脂質
蛋白質

另一類是「水溶性維生素」，易溶於水而不耐熱的類型。包括維生素B群及維生素C等共九種。這類維生素即使攝取很多，也無法儲存在體內，除了需要的量之外都會被排泄出去。

維生素A

維持皮膚及眼睛健康所不可或缺

說到「維生素A」大家會想到什麼呢？我會想到最喜歡的鰻魚！鰻魚的營養很豐富，甚至從以前就有「吃了鰻魚就會有精神」的說法，鰻魚含有特別多的維生素A，會變得有精神就是這個原因。

維生素A可形成鼻子、喉嚨及肺部等部位的黏膜，以防止病毒入侵，所以能夠提升免疫力、預防感冒及癌症。

維生素A還能夠活化經常更新的皮膚、頭髮、指甲等細胞，是維持「美肌」所不可缺少的喔。

另外，維生素A對眼睛的功能也有很大影響，甚至被稱為「眼睛的維生素」。因為它會在視網膜形成感光物質——視紫質。視紫質是由視網醛與蛋白質組成的，而視網醛是由視網醇（維生素A）所形成的物質。如果因維生素A不足而使視紫質減少，就會導致在暗處很難看清東西的夜盲症

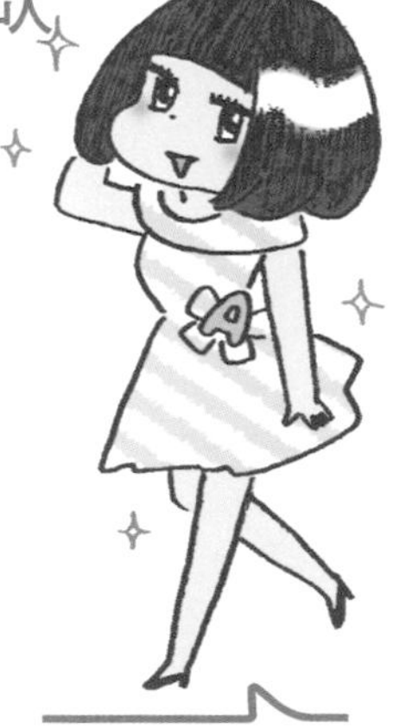

維生素A

美容做的面面俱到，頭髮柔順清爽、皮膚細緻光滑的美麗姊姊。最喜歡脂質。

蒲燒鰻

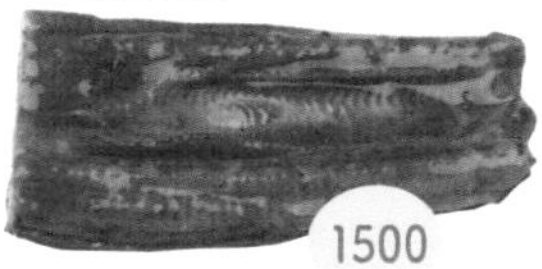

1500

1串=100g

銀鱈

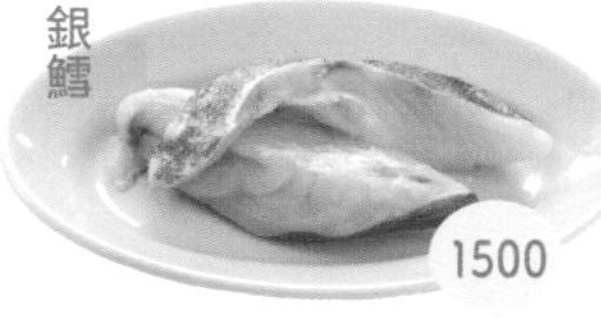

1500

1份切片=100g

含量豐富的食品　每1份的含量（μg）

（一般也稱為雀盲眼），要特別注意。

維生素A包括動物性食品中含量豐富的「視網醇」，以及能夠視需要轉變成維生素A的「β-胡蘿蔔素」。像是β-胡蘿蔔素這樣的物質還有α-胡蘿蔔素、隱黃質等類胡蘿蔔素（詳情↓p.132），被稱為原維生素A，在黃綠色蔬菜中的含量很多。

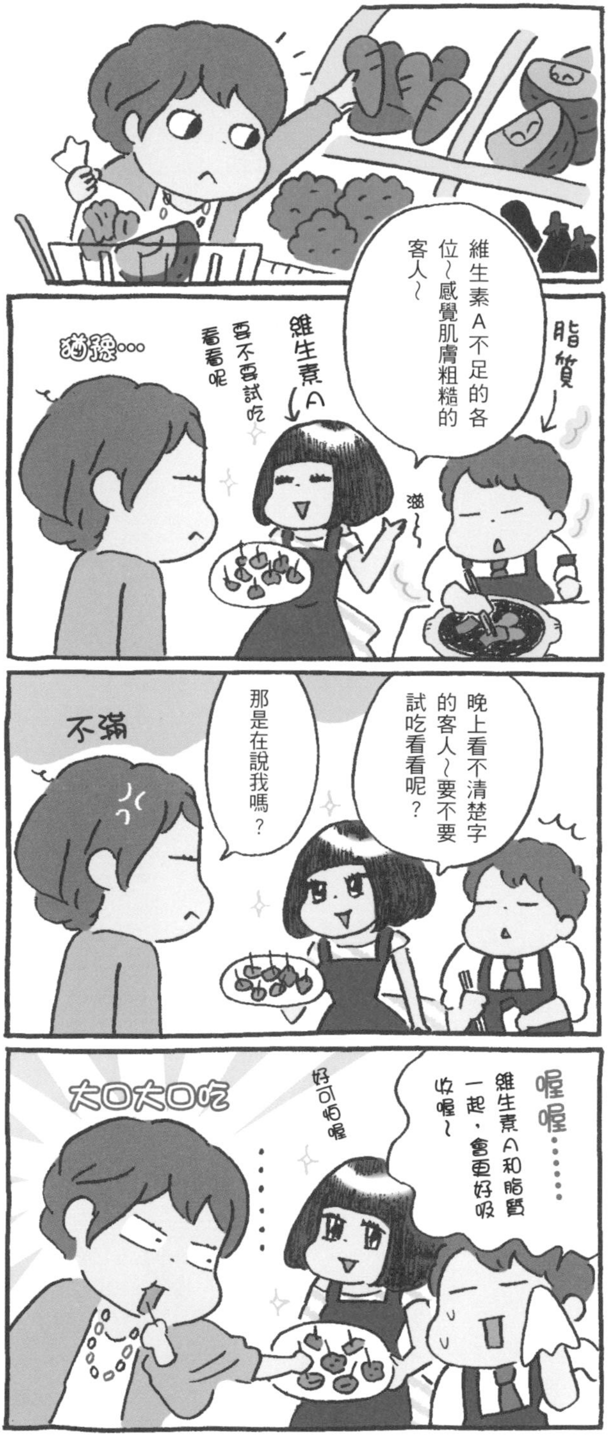
脂質
維生素A不足的各位～感覺肌膚粗糙的客人～
維生素A
要不要試吃看看呢
猶豫…
滋～
晚上看不清楚字的客人～要不要試吃看看呢？
那是在說我嗎？
不滿
喔喔……
維生素A和脂質一起，會更好吸收喔～
好可怕喔
……
大口大口吃

和油一起就能提升吸收力！

維生素有易溶於水的「水溶性維生素」，以及不溶於水而易溶於油脂中的「脂溶性維生素」。維生素A和D、E、K同樣都屬於脂溶性。另外，就像之前提過的，維生素A包括視網醇與β-胡蘿蔔素。

「視網醇」在肉或魚等動物性食品、尤其是肝臟及肝油中的含量特別多。另一方面，「β-胡蘿蔔素」則是在黃綠色蔬菜中含量豐富，像是菠菜、埃及野麻嬰、南瓜及胡蘿蔔等都有很多。而因為維生素A屬於脂溶性，所以要有效攝取的話，就和油脂一起吃，這樣就能夠提升吸收力了。

要加熱的話可以選擇用油來炒，要生食的話可以淋上醬料或美乃滋等含有油脂的調味料，撒上芝麻或杏仁等堅果類也很不錯。例如把含有很多β-胡蘿蔔素的胡蘿蔔切成細絲，再用麻油或沙拉油來炒就完成了的沖繩料理「炒胡蘿蔔絲」就是很有營養的料理，也可以加入鮪魚或蛋。當季的蒲燒鰻雖然也很不錯，不過含有豐富維生素A的是肝的部分，若能和串燒鰻肝或鰻肝湯一起吃就營養滿分了！

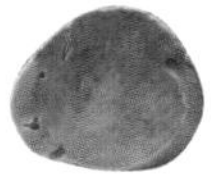
鮟鱇魚肝
2490
1份切片=30g

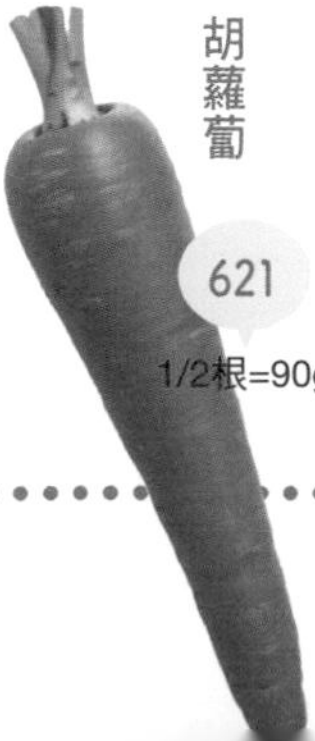

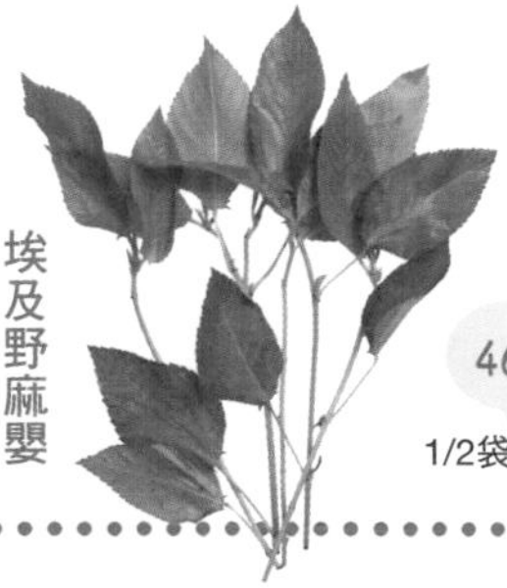
埃及野麻嬰
462
1/2袋=55g

攝取過量的話……

一提到鰻魚肚子就好餓啊……。不過，大家有聽過「懷孕就不能吃鰻魚」的說法嗎？以結論來說，並沒有這回事，但還是不可以攝取過量。如果只是在土用丑日（按：日本在這一天有食用鰻魚的習俗）盡情享用的程度，是完全沒有問題的。

雖然不用過於緊張，不過為什麼會有這種說法呢？脂溶性的維生素A有百分之九十儲存在肝臟，==不容易排出體外==。尤其，動物性食品中含有的視網醇是與細胞生成及分化有關的物質。在懷孕初期若是攝取過多，可能會增加胎兒罹患畸形或先天異常的風險。不過，如果只是一般飲食的話完全沒有問題。

比起食品，更需要注意的是補給品。雖然補給品因為能輕鬆補充營養而相當熱門，但如果攝取過量維生素A，有時會造成噁心、頭痛、骨病或對肝臟有不良影響，所以要仔細確認好成分才行。

而β-胡蘿蔔素並不完全等於維生素A，是缺少維生素A時，才會==在體內轉變成維生素A==，是很良好的成分，所以不用擔心攝取過量。希望大家能在每天的飲食生活中多加入黃綠色蔬菜！

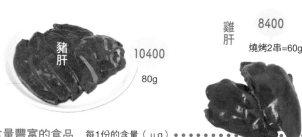

含量豐富的食品　每1份的含量（μg）

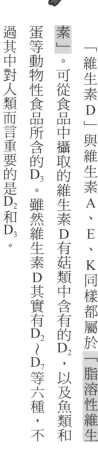

維生素D

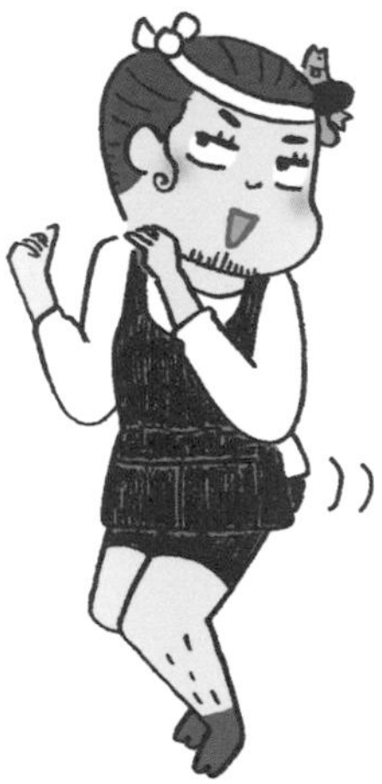

維生素D
最喜歡陽光的大哥（姊）。也很喜歡鈣，總是推著人力車幫忙他。

強化骨骼的維生素

「維生素D」與維生素A、E、K同樣都屬於「脂溶性維生素」。可從食品中攝取的維生素D有菇類中含有的D_2，以及魚類和蛋等動物性食品所含的D_3。雖然維生素D其實有D_2～D_7等六種，不過其中對人類而言重要的是D_2和D_3。

另外，維生素D能夠藉由照射陽光來合成，是很罕見的維生素，關於這點之後會再說明。那麼維生素D是什麼樣的營養素呢？

可以說維生素D是形成骨骼材料的「鈣」的幫手，它能協助從食物中吸收鈣，並送往骨骼及牙齒。為了讓肌肉動作或使心臟能正常運作，鈣經常藉由血液環繞全身，而當血液中的鈣不足時，維生素D就會從骨骼溶出鈣並送到血液中。

因此，維生素D不足會對骨骼成長造成很大影響。脊椎骨或腳的骨頭會彎曲，變成X型腿或O型腿，也容易發生骨質疏鬆症或是蛀牙。懷孕的人因為會把自己的鈣分給胎兒，很容易就會維生素D不足，所以要特別注意

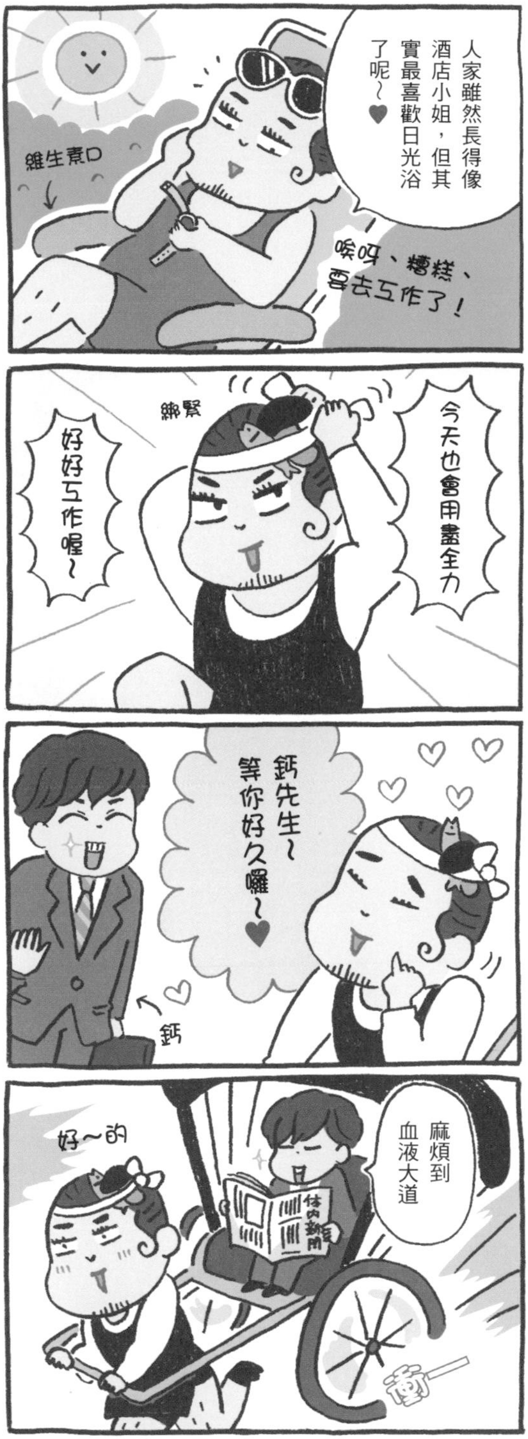
人家雖然長得像酒店小姐，但其實最喜歡日光浴了呢～♥
維生素D
唉呀、糟糕、要去工作了！
綁緊
今天也會用盡全力
好好工作喔～
鈣先生～等你好久囉～♥
鈣
好～的
麻煩到血液大道
體內新聞
衝—

攝取。同時攝取富含維生素D的食品和富含鈣的食品，就能有效率的吸收。另外，因為是脂溶性，所以建議使用油來料理，淋上品質優良的油，做成生魚薄片也很不錯呢。

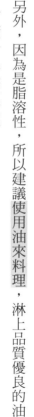

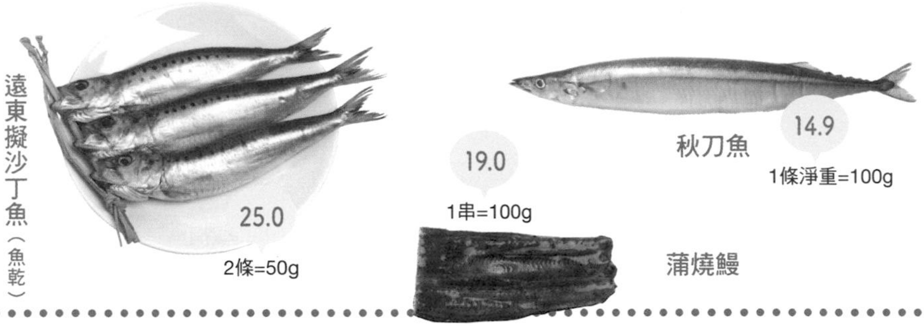

曬太陽也能合成

維生素D是能從食物中攝取，也能夠在體內形成的維生素。要怎麼樣才能形成呢？就是接受陽光照射。最近比較少看到在外面開心玩樂的小孩了，雖然能夠遊樂的地方減少也有影響，但應該也是因為在室內玩遊戲機的情況變多了吧。此外，尤其是年輕女性，非常害怕紫外線。一直持續曬太陽不見得好，但一天中花大約十到二十分鐘來散散步、曬曬太陽是必須的，也能幫助消除壓力喔。

對花粉症也有效

維生素D不只能強化骨骼及牙齒，還有許多其他功效。例如早春時的花粉症，很多人都因為流鼻水、鼻塞、打噴嚏、眼睛癢而感到難受吧？近年來有報告指出，維生素D對花粉症等這些過敏反應有改善的效果。經常曬太陽的人，血液中維生素D的濃度也比較高，所以有花粉症的人似乎也比較少。

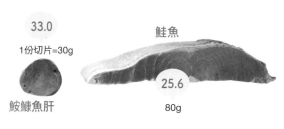

含量豐富的食品　每1份的含量（μg）

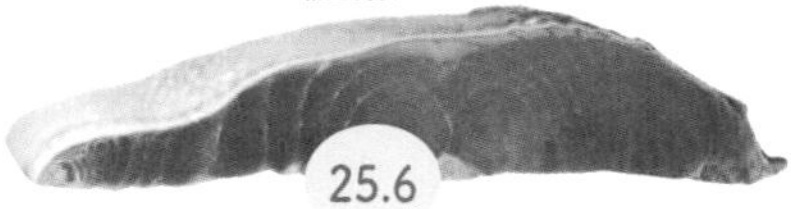

攝取過量的話……

如果因食用補給品等長時間攝取過量，會造成高鈣血症、腎功能障礙以及軟組織（關節或肌腱等）的石灰化。嬰兒如果攝取過量維生素D，會有成長遲緩的風險。

此外，維生素D很可能有強化免疫力的效果，有益於預防感冒及癌症。另外也有報告顯示，和血液中維生素D濃度低的人相比，濃度越高的人，糖尿病發病的風險更低。

不過，如果體內有超過需要量的維生素D，鈣就會累積在血管、心臟及肺等處、腎臟也容易發生問題。以補給品進行補充時，一定要小心不要過量！

「骨骼」究竟是……？

剛出生的嬰兒大約有三百零五個骨骼。骨骼每天都在不斷變化，隨著成長，有時原本分離的骨頭會接在一起，因此據說成人大約有兩百零六個骨骼。我們就是靠著這些骨骼來支撐身體、保護內臟、儲存鈣以及製造血液。

順帶一提，貓的骨頭大約有兩百三十個，並有三十顆恆齒。雖然身體比人類小這麼多，但骨頭的數量卻是貓比較多，這正是貓不論在什麼地方，都能自由自在、敏捷走動的原因。雖說如此，但已經不太年輕的我，動作還是變得比較遲鈍了！

維生素E

守護美麗與健康，避免活性氧傷害

「維生素E」被稱為「返老還童維生素」和「抗老維生素」。追根究柢，老化的原因就在於「活性氧」。大家應該有聽過這個感覺就對身體有害的物質吧？照字面來看就是「活躍的氧」，也就是氧化力很強的物質。如果這個活性氧攻擊細胞，細胞膜的脂質就會被氧化而變成「過氧化脂質」，成為臟器及皮膚等老化的原因。隨著年紀增長，血液中的過氧化脂質的量也會增加，過氧化脂質無法從腎臟排泄而會累積在體內，所以一定要小心。

如果對於「氧化」還是不太理解的話，可以用「金屬生鏽」來想像。生鏽也是氧化造成的現象，即使是閃亮亮的金屬，氧化後也會變得髒髒爛爛的。人類的身體也是這樣，氧化生鏽的話，不僅會產生斑點或細紋等外表的老化，也會造成身體內部、內臟的老化，血管如果生鏽，不但會因血液

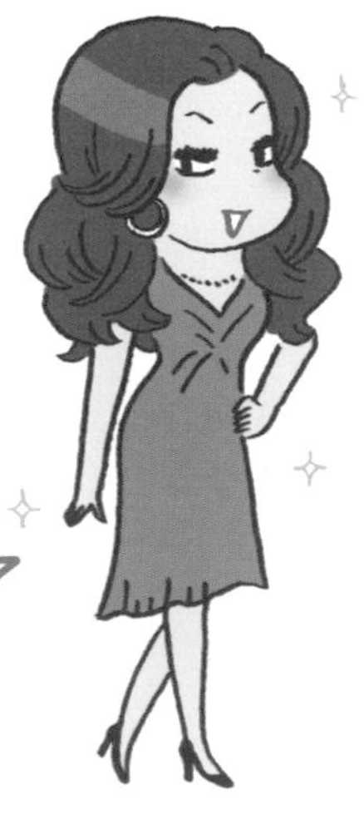

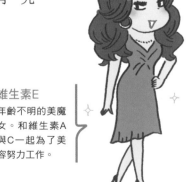

維生素E
年齡不明的美魔女。和維生素A與C一起為了美容努力工作。

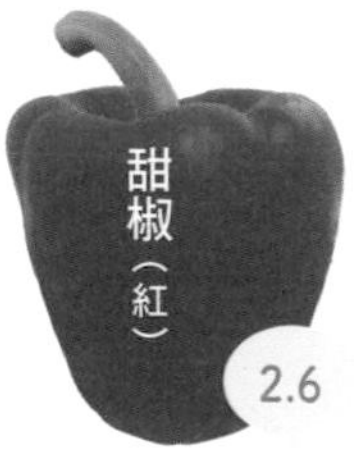

1/2個=60g

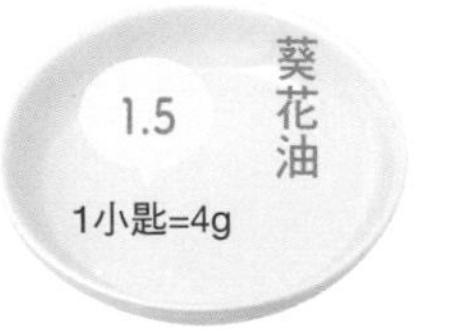

1小匙=4g

循環變差而引起頭痛、肩膀痠痛等，還會變成動脈硬化的原因。

這時候，就要靠維生素E了。維生素E是「脂溶性維生素」，存在於細胞膜上，能夠保護細胞膜不受活性氧的攻擊，但是因為體內無法生成，所以非常需要從食物中攝取。

對女性非常重要的維生素

維生素E能夠抑制活性氧的作用而延緩老化速度，是打造不易生鏽的身體所不可或缺的營養素，它還具有許多對女性非常重要的功能。

首先是協助女性荷爾蒙的形成，並保護生殖功能，能夠改善經期紊亂及生理痛，對於不孕症也有效果。

而之所以能夠一直維持年輕，使外表比實際年齡少五歲，甚至是少十歲，正是因為維生素E的抗氧化作用。它會防止細胞氧化，所以能夠促進肌膚代謝，並預防斑點產生，也能夠防止頭髮乾燥，並使肌膚的膚色變好。另外，手腳容易冰冷的女性很多吧！維生素E也有促進血液循環的功用，使血液流經指尖，幫助改善手腳冰冷的狀況，從年輕的時候就多注意攝取維生素E的話，會得到許多好處。

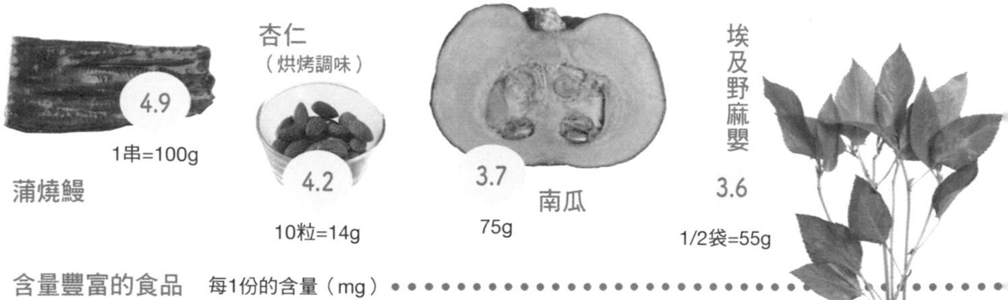

含量豐富的食品　每1份的含量（mg）

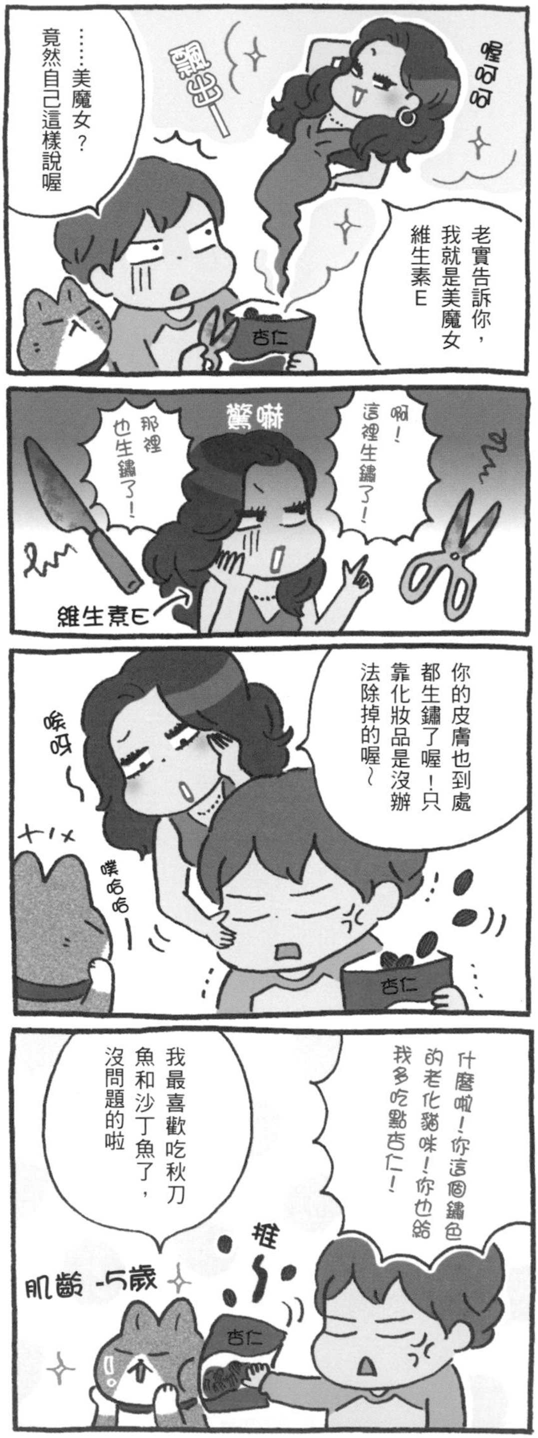
喔呵呵
老實告訴你，我就是美魔女維生素E
飄出
……美魔女？竟然自己這樣說喔
杏仁
驚嚇
啊！這裡生鏽了！
那裡也生鏽了！
維生素E
你的皮膚也到處都生鏽了喔！只靠化妝品是沒辦法除掉的喔～
唉呀～
噗哈哈
杏仁
什麼啦！你這個鏽色的老化貓咪！你也給我多吃點杏仁！
我最喜歡吃秋刀魚和沙丁魚了，沒問題的啦
推
肌齡 -5歲
杏仁

和油一起就能提升吸收力！

維生素E和維生素A、D、K同樣屬於「脂溶性維生素」，所以和油脂一起攝取，就能提升吸收力，既耐熱又耐酸，就算熱炒成分也不會被破壞，和同樣具有強力抗氧化功效的維生素A和C一起攝取也很不錯。

「總之希望能輕鬆攝取到維生素E！」，如果有這樣的需求，推薦大家選擇「杏仁」，因為能隨時帶在身上，也可以用來代替零食，建議盡可能選擇鹽分少的有機杏仁。「橄欖油」也是很好的選擇，試試看在沙拉或魚料理等食物都淋一點吧。橄欖油也請盡量選擇品質優良的特級冷壓橄欖油。

有益健康的食品組合

抗氧化力高的維生素E如果搭配適當組合，效果就會更加提升。這裡介紹幾種好吃又對身體好的組合。

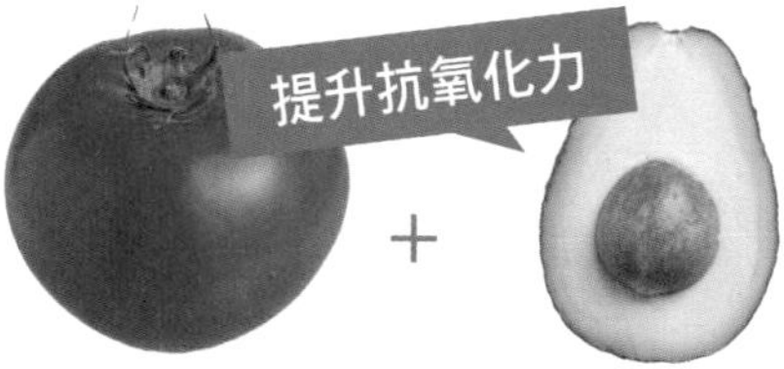

番茄（茄紅素）　酪梨（維生素E）

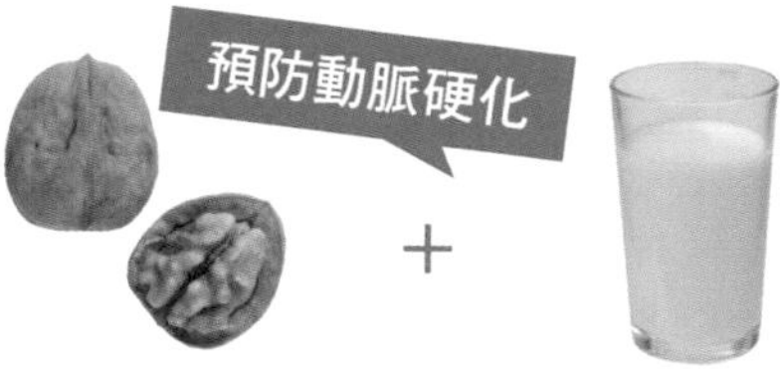

核桃（維生素E）　豆漿（蛋白質）

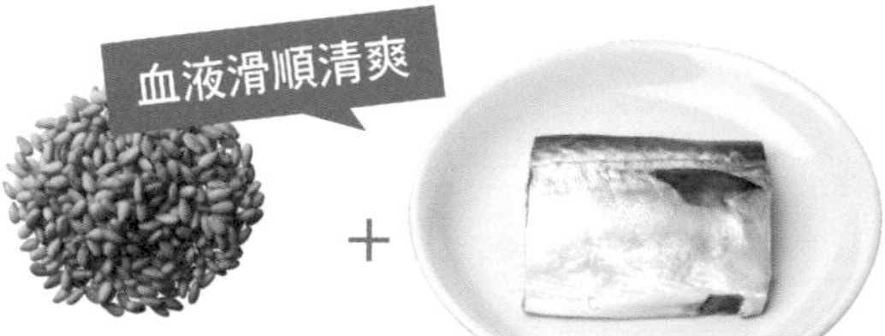

芝麻（維生素E）　鯖魚（DHA）

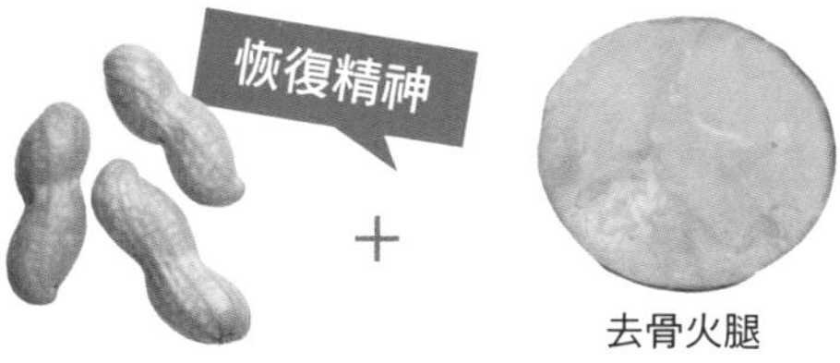

花生（維生素E）　去骨火腿（維生素B_1）

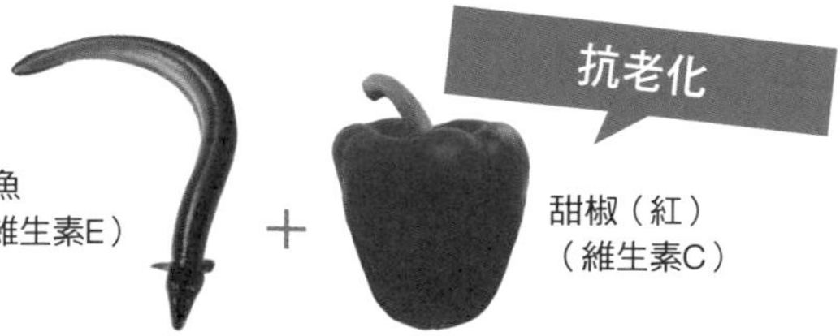

鰻魚（維生素E）　甜椒（紅）（維生素C）

維生素K

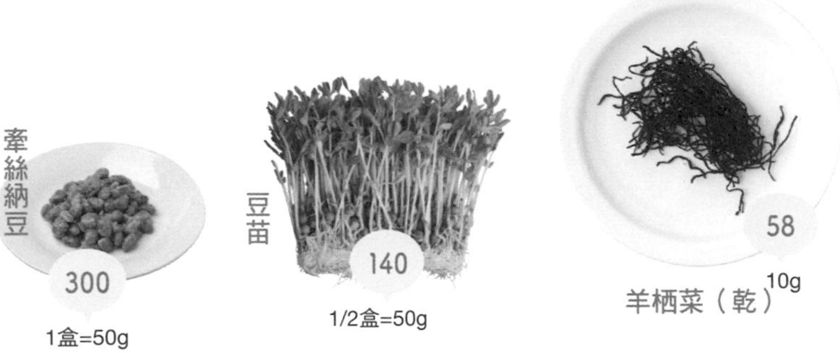

含量豐富的食品　每1份的含量（μg）

幫助血液凝固並形成強壯骨骼

「維生素K」是「血液」與「骨骼」所不可或缺的維生素。

因為能夠在出血時將血液止住，所以也被稱為「止血維生素」。它能夠幫助血液凝固並活化凝血因子，如果維生素K不足，就會比較難止血，或是容易流鼻血。

另外，維生素K能夠活化骨骼的蛋白質，協助充足攝取作為骨骼材料的鈣。如果不足的話，從食物中吸收到的鈣就會由骨骼溶解到血液中，也容易發生蛀牙或骨折，或是引起骨質疏鬆症，所以一定要小心。

不過，維生素K除了能夠從食品中攝取之外，也能透過腸道細菌合成，所以不用過於擔心。但是，維生素K不易通過胎盤，而且母乳中的含量也很少。此外由於嬰兒的腸道細菌也很少，不易生成維生素K，因此會針對新生兒進行維生素K的口服投予。

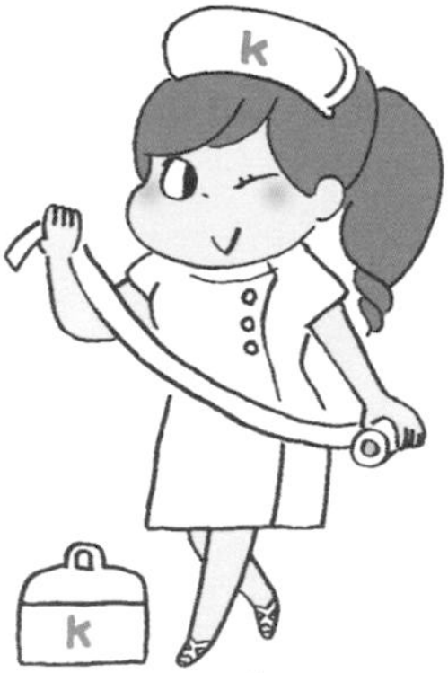

維生素K
帶著昆布、海帶芽急救箱的護理師。擅長止血。

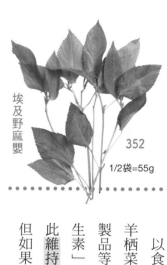

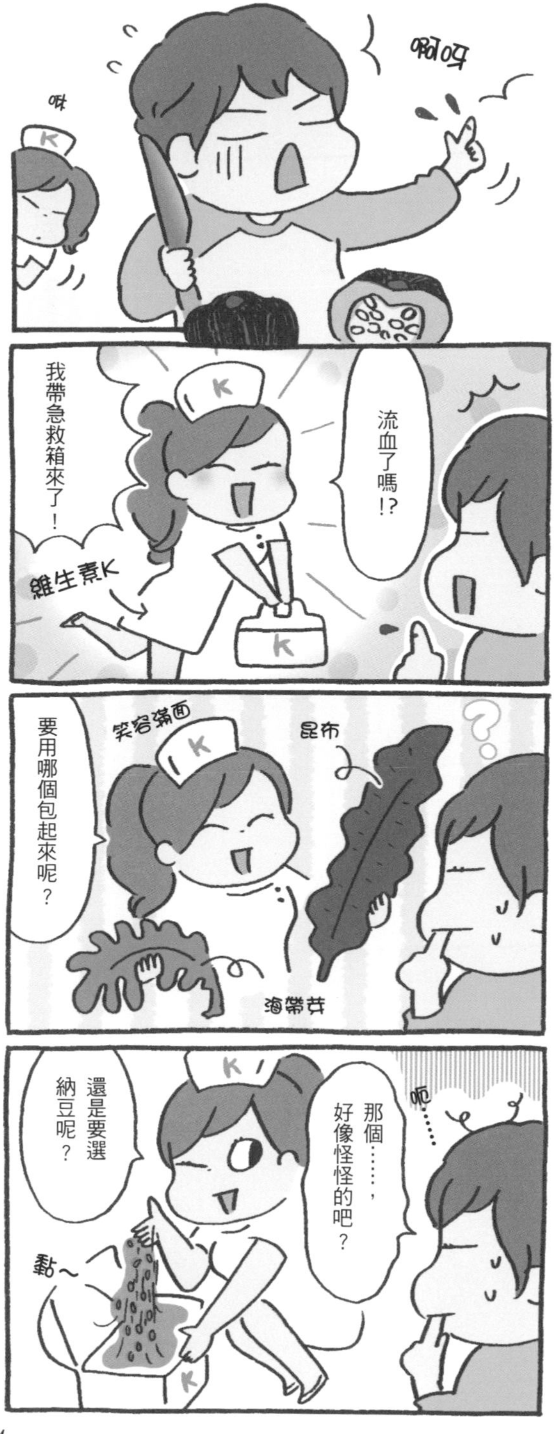
啊呀
我帶急救箱來了！
流血了嗎!?
維生素K
要用哪個包起來呢？
笑容滿面
昆布
海帶芽
還是要選納豆呢？
那個……，好像怪怪的吧？
呃……
黏～

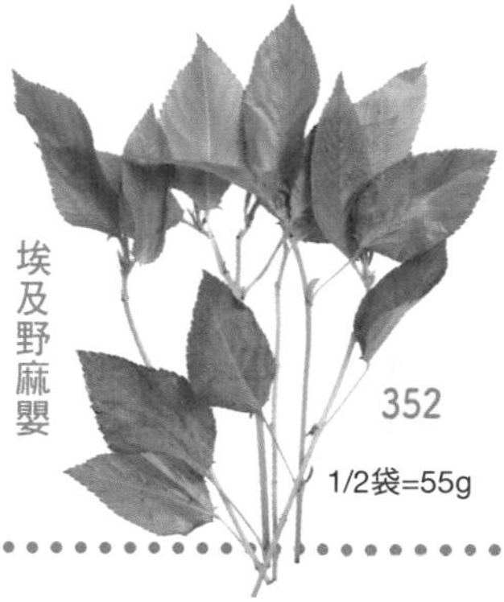
埃及野麻嬰
352
1/2袋=55g

以食物而言，埃及野麻嬰、小松菜及菠菜等青菜中含有許多維生素K。羊栖菜、昆布及海帶芽等海藻類，以納豆為代表的發酵食品，以及肉與乳製品等食物的含量也很多。因為與維生素A、D、E同樣屬於「脂溶性維生素」，所以和油脂一起攝取比較好。另外，也可透過腸道細菌合成，因此維持良好腸道環境也很重要。雖然不會發生從餐點中攝取過多的狀況，但如果補充過多補給品可能會出現貧血或低血壓的情形，要特別小心。

什麼是維生素B群？

互相幫助發揮功用

我們不會把維生素A說成是「維生素A群」，或把維生素C說成是「維生素C群」對吧？

因為稱為「維生素B群」，所以感覺不只有一種？答對了！維生素B群指的是「維生素B_1」、「維生素B_2」、「菸鹼酸」、「維生素B_6」、「維生素B_{12}」、「泛酸」、「生物素」、「葉酸」等合計八種維生素。

可以把他們想成是有八個成員的熱鬧家庭，維生素B_1是爸爸、維生素B_2是媽媽，然後還有小孩三男三女，這樣應該比較容易理解。

屬於這個家庭的營養素們，雖然能夠製造人類生存所不可或缺的能量，但如果是單獨存在，就不容易發揮效果。家庭成員互相幫助就能夠發揮很好的功效。因此，最好是同時攝取這些維生素B群。

了解大家的性格，盡量避免爭吵，組成感情和睦又相互協助的幸福家庭才行。

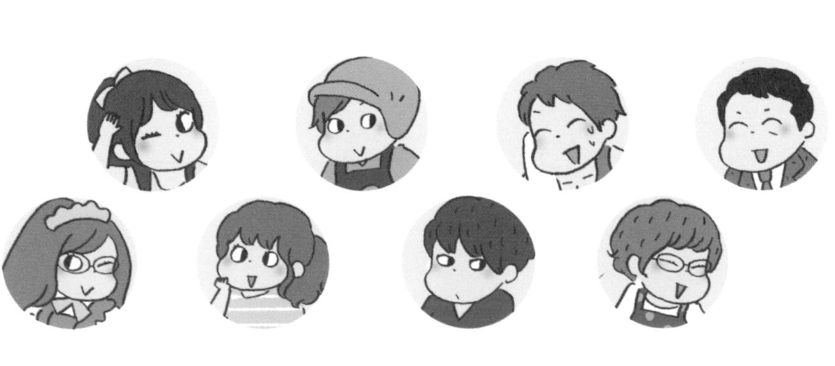

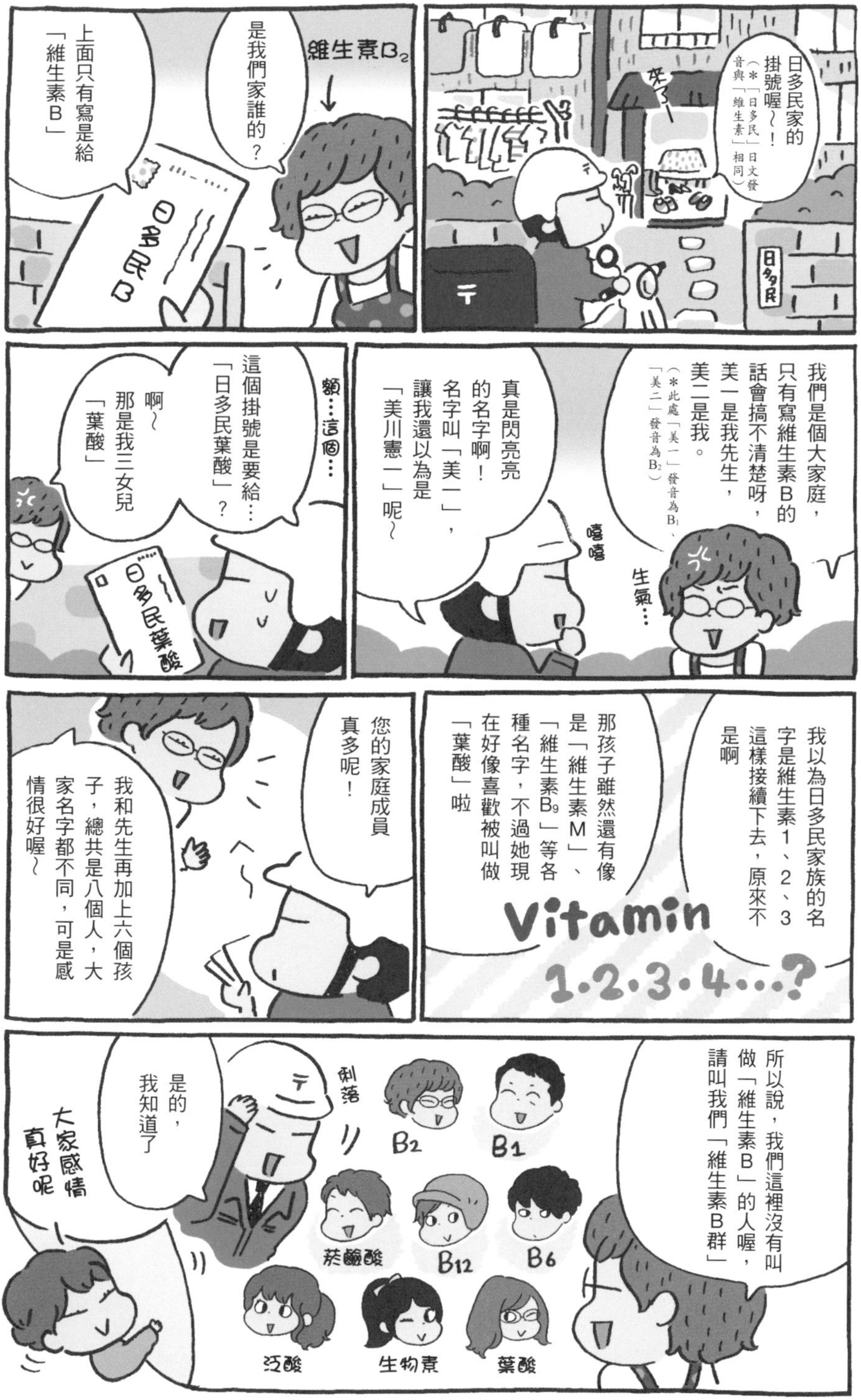
日多民家的掛號喔～！
（＊「日多民」日文發音與「維生素」相同）
來了～
日多民
是我們家誰的？
維生素B_2
上面只有寫是給「維生素B」
日多民B
我們是個大家庭，只有寫維生素B的話會搞不清楚呀，美一是我先生，美二是我。
（＊此處「美一」發音為B_1、「美二」發音為B_2）
嘻嘻
生氣…
真是閃亮亮的名字啊！名字叫「美一」，讓我還以為是「美川憲一」呢～
額…這個…
這個掛號是要給…「日多民葉酸」？
啊～那是我三女兒「葉酸」
日多民葉酸
我以為日多民家族的名字是維生素1、2、3這樣接續下去，原來不是啊
Vitamin 1.2.3.4…?
那孩子雖然還有像是「維生素M」、「維生素B_9」等各種名字，不過她現在好像喜歡被叫做「葉酸」啦
您的家庭成員真多呢！
我和先生再加上六個孩子，總共是八個人，大家名字都不同，可是感情很好喔～
所以說，我們這裡沒有叫做「維生素B」的人喔，請叫我們「維生素B群」
是的，我知道了
刷落
B_1
B_2
B_6
B_{12}
菸鹼酸
泛酸
生物素
葉酸
大家感情真好呢

維生素B_1

維生素B_1
溫柔大方的爸爸。爸爸如果不在，大家就會變得情緒不穩。能幫助亂子恢復精神。

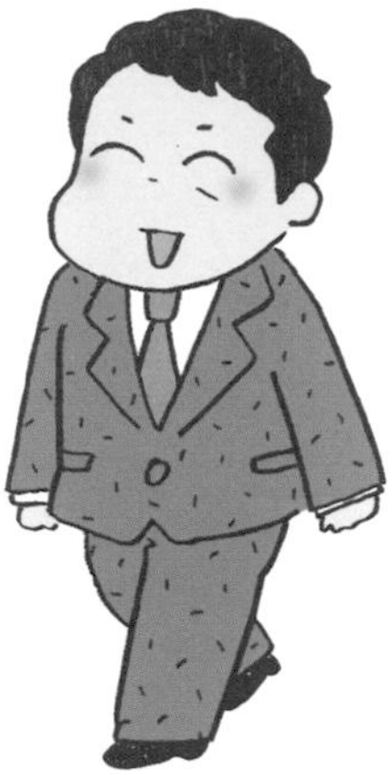

負責醣類代謝、恢復精神

作為家庭中心支柱的「維生素B_1」，它的首要功能就是恢復精神。身體運動會累積稱為「乳酸」的物質，讓人感覺到疲勞和倦怠，而維生素B_1能夠幫助乳酸分解並轉化成能量，覺得疲累或倦怠的時候，經常就是因為維生素B_1不足。

另外一個重要的功能就是醣類代謝，它為了將醣類轉化成能量而非常忙碌。如果不好好轉換醣類，就會轉變成脂肪的形態，所以一定要很小心。此外，對於僅以醣類作為能量來源的腦部，維生素B_1也有很大影響。因為使用頭腦需要醣類，也就代表一定要具備維生素B_1才行。對靈活運轉頭腦是非常重要的營養素。

說到富含維生素B_1的食材，那就是豬肉了，以部位而言，腰內肉是含量最豐富的部分，接著是里肌肉、五花肉。蒲燒鰻中的含量也很多，需要補

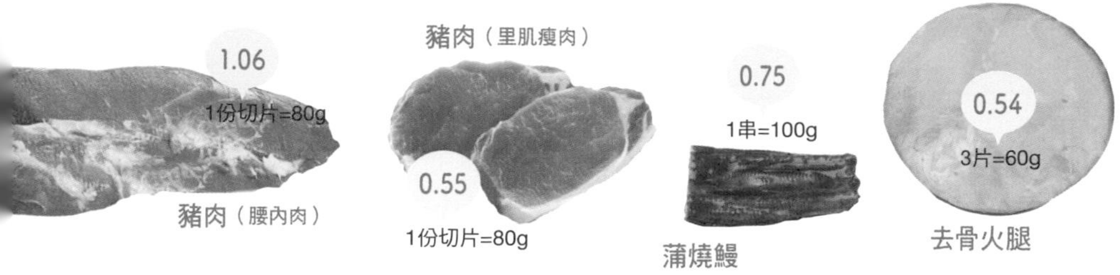

含量豐富的食品　每1份的含量（mg）

充能量時，身體可能自然就會想攝取含有維生素B_1的食物。雖然我們的主食是米飯，不過大多數人吃的都是去除掉富含維生素B_1的米糠後的白米，推薦大家不要過度清洗白米，而且偶爾也可以改吃胚芽米、糙米或麥飯。

如果不足就會感覺煩躁、倦怠

維生素B_1和醣類代謝有關，如果不足的話，醣類就無法順利轉變成能量，而容易感覺到煩躁、壓力，或是食慾不振及疲累等。

如果維生素B_1不足的情況更加嚴重，就會引起「腳氣病」，使心臟功能低下而造成腳部浮腫，或引起神經異常而造成腳部發麻，嚴重的話還可能導致死亡，是非常恐怖的疾病。在食用維生素B_1含量少的白米的東亞地區經常發生，日本在江戶至大正時代也曾擴散過，主要發生在經常食用白米的人。雖然在現代發生的機會較少，但仍有因即食食品或外食的情況增加，造成維生素B_1不足而引發腳氣病的案例。另外，也可能引起另一種疾病——韋尼克氏腦病。這是會伴隨發生眼球運動麻痺、步行運動失調、意識障礙的疾病。

糙米飯

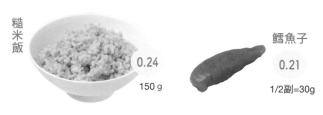

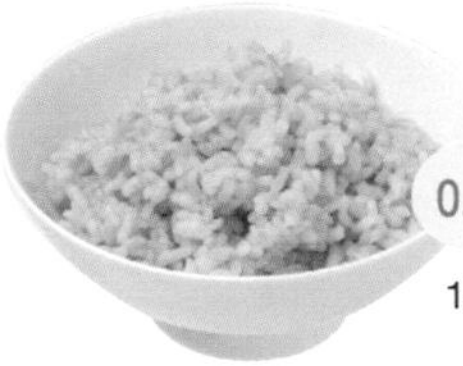

0.24

150 g

鱈魚子

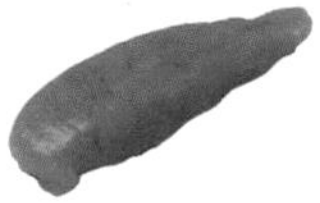

0.21

1/2副=30g

含量豐富的食品　每1份的含量（mg）

由於維生素B_1幾乎不會儲藏在體內，因此不用擔心因攝取過多而對身體有不好的影響。不過，與其他維生素相同，如果透過補給品等持續大量攝取，有時會出現頭痛、煩躁感、發癢等副作用，所以一定要小心。

喜歡吃甜點、喝酒的人要積極攝取

之前也提過幾次，維生素B_1具有將醣類轉換成能量的功用。最喜歡享用甜點、含糖的清涼飲料、白米及麵包的人要特別注意。因為大量食用這些東西，維生素B_1的需要量也會變多，很容易就會發生不足的情況。而把維生素B_1都用在將醣類轉換成能量，用來恢復精神的量可能就會不夠。如果感覺焦躁，忍不住又想吃甜食，就會變成惡性循環了。

另外，維生素B_1也是代謝酒精所必需的營養素，所以喜歡喝酒的人也要積極攝取才行。能夠活化肝臟功能，快速排出乙醛，對於避免宿醉也有效果。

想要有效攝取維生素B_1，就要考量到它易溶於水且會被鹼分解的特性。在料理或加工時，因為成分會溶解在湯汁及汆燙的水中，所以適合做成味

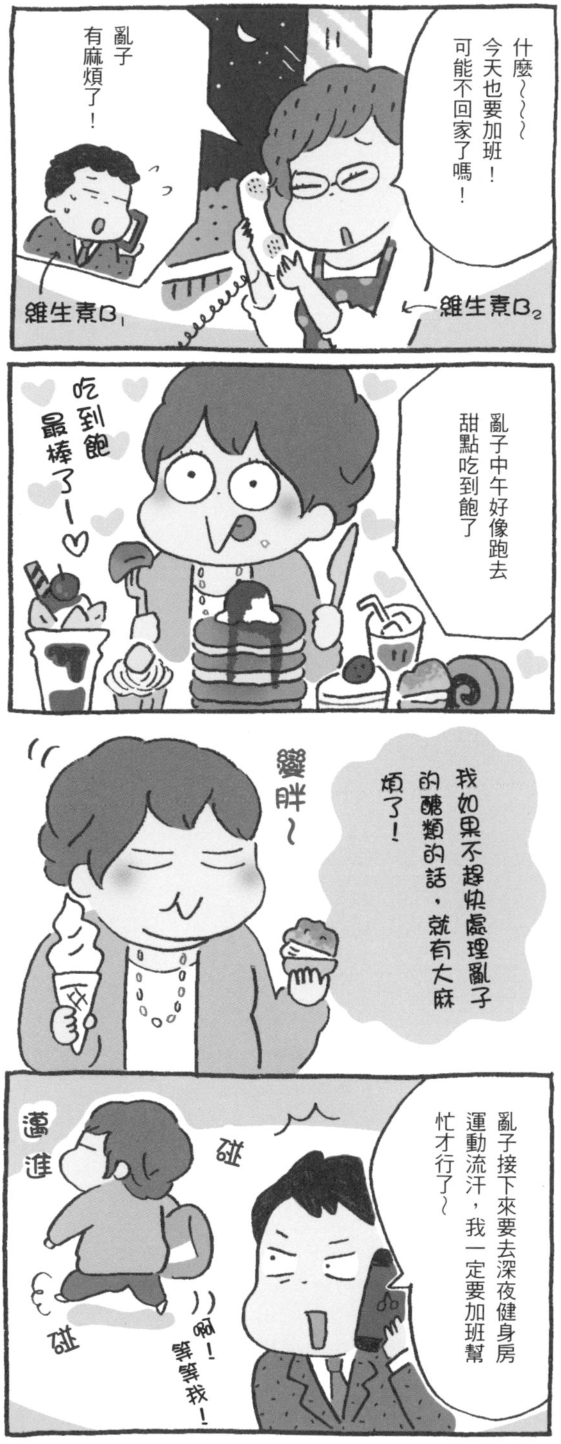

噌湯等湯品，或是清炒料理也很不錯。油脂具有減少維生素B_1消耗的功用，所以推薦大家用油脂來料理。此外，和大蒜一起料理，據說能夠延長維生素B_1恢復精神的功用，要不要試試將大蒜、泡菜和豬肉一起做成清炒料理呢？

維生素B_2

能夠促進脂質代謝的減重幫手

如果說維生素B_1是全家的中心支柱，那麼維生素B_2就是溫柔守護大家成長的媽媽了。它能夠促進全身細胞的再生與成長，也被稱為「成長維生素」。無論是指甲和頭髮長長，或是小孩成長為大人，都是多虧有了維生素B_2。

此外，維生素B_2具有促進三大營養素——醣類、蛋白質、脂質代謝並轉換成能量的功能。其中對於脂質的代謝更是不可或缺。想要預防肥胖，重點就在於不讓脂肪囤積在體內，而維生素B_2正能夠將這些脂肪燃燒掉。另外，維生素B_2也與維持形成荷爾蒙的甲狀腺活性有關，如果不足的話會使荷爾蒙失調而導致新陳代謝混亂，引起手腳冰冷、便秘及浮腫，形成難瘦的體質。正因如此，所以維生素B_2才被稱為是「減重的強力幫手」！

除了具有減重方面的效果，維生素B_2還會與酵素一起作用，來預防動脈

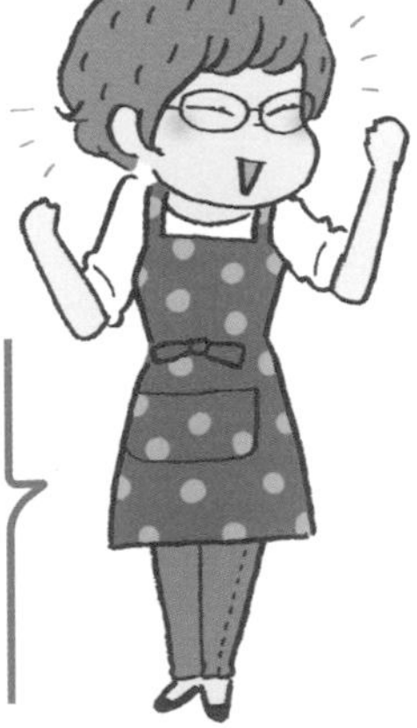

維生素B_2
充滿活力又可靠的媽媽。性格直爽，能夠把濃稠的血液變得清爽滑順。想減重的話就靠它了。

含量豐富的食品
每1份的含量（mg）

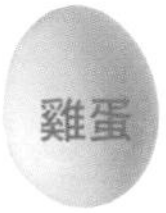

0.22
1顆=50g

鵪鶉蛋

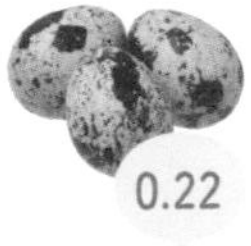

0.22
3顆淨重=30g

硬化等因過氧化脂質增加而引起的慢性病，能夠將引發血脂異常（高血脂症）的濃稠血液變得乾淨滑順的也是維生素B_2。另外，不只是脂質代謝，因為也具有促進醣類代謝的功能，所以也能改善及預防糖尿病。

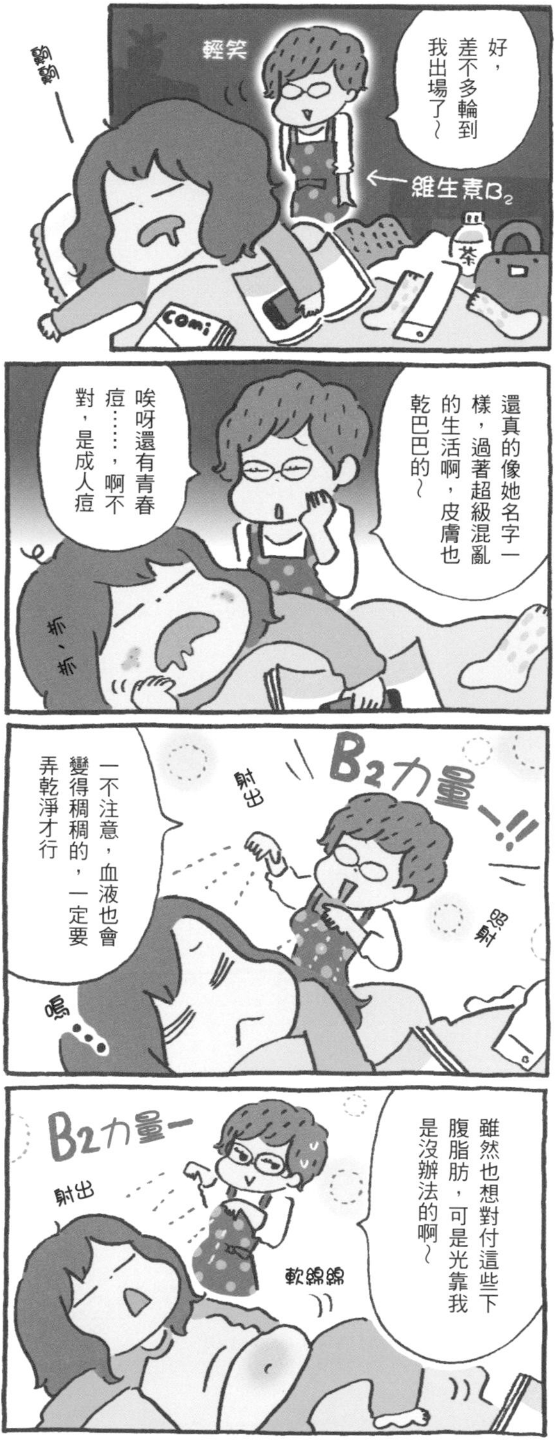

好，差不多輪到我出場了～
輕笑
鼾鼾
維生素B2
茶
comi
還真的像她名字一樣，過著超級混亂的生活啊，皮膚也乾巴巴的～
唉呀還有青春痘……，啊不對，是成人痘
抓、抓
B2力量－!!
射出
照射
一不注意，血液也會變得稠稠的，一定要弄乾淨才行
嗚…
雖然也想對付這些下腹脂肪，可是光靠我是沒辦法的啊～
B2力量－
射出
軟綿綿

有助於養成美肌

維生素B_2和細胞再生有關，有助於維持皮膚及黏膜的健康。

大家有沒有聽過「Turn Over」這個和皮膚有關的詞語呢？簡單來說，就是指肌膚的「再生」。例如，即使因為某些原因造成皮膚受傷，過了一段時間就會結痂，再過一陣子結痂就會脫落，而恢復成原本的肌膚對吧？再生的週期依身體部位以及年齡而有所不同，盡可能正常維持這個週期，就能夠幫助大家得到令人稱羨的美肌。

維生素B_2不足的話，會打亂再生週期，而容易引起肌膚問題，肌膚會容易出油並產生青春痘或成人痘，還可能會引起皮膚炎、口腔潰瘍或是皮膚搔癢。除了口腔潰瘍之外，也可能造成嘴角紅腫裂開的口角炎，或是嘴唇紅腫的唇炎等。嘴巴周圍的皮膚及黏膜新陳代謝較快，所以容易產生影響。

因為維生素B_2無法儲藏在體內，所以一定要每天好好攝取才行。多出來的部分會藉由尿液排泄出去，因此也幾乎不用擔心攝取過多的問題。

0.31

1片=120g

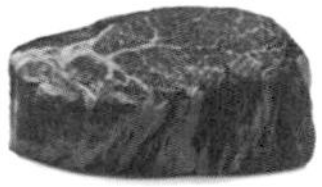

菲力牛排肉

0.28　牽絲納豆

1盒=50g

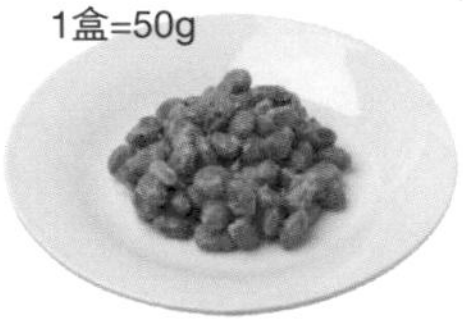

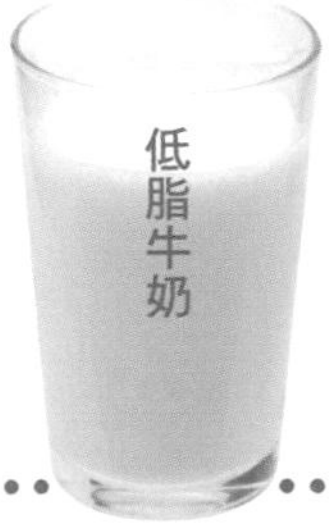

0.28

1杯=150ml

最佳攝取方式

喜歡吃天婦羅或炸豬排等油炸食品，或是高油脂料理的人，與不太常吃這些食物的人相比，因為需要更多的維生素B_2，所以容易有不足的狀況。

另外，將維生素B_2和酒精一起攝取，似乎會降低功效喔。因為酒精會妨礙脂肪分解，所以會消耗掉更多的維生素B_2，因此在喝酒時，就選擇含有豐富維生素B_2的食品來當作下酒菜吧。

維生素B_2含量豐富的食品包括肝臟、鰻魚、鯖魚等動物性食品，以及蛋和菇類等。因為是水溶性維生素而易溶於水，所以推薦大家不需水洗即可飲用、食用的牛奶、起司，以及杏仁等堅果類，很方便就能攝取到，而且也很適合作為下酒菜呢。料理部分，可以將菇類用鋁箔紙包著烘烤，注意不要流失湯汁、水分。納豆中維生素B_2的含量也比較多，所以早餐時攝取也很不錯。

幸好，因為維生素B_2比較耐熱，以一般的料理方式不太會被破壞。但是維生素B_2不耐光，照射到光線就會氧化，所以保存食材時要避免陽光直射。

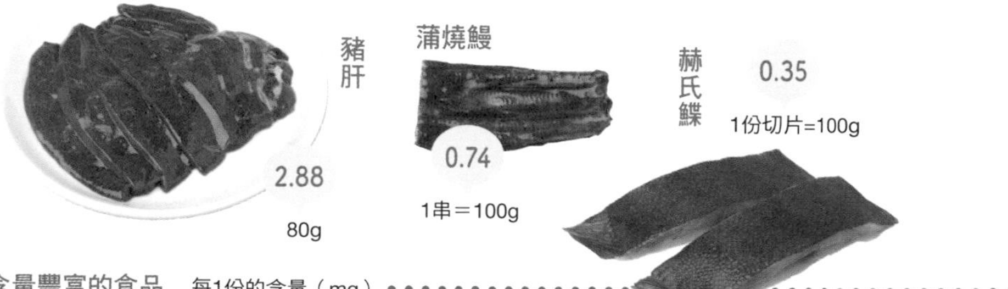

含量豐富的食品　每1份的含量（mg）

菸鹼酸

對愛酒人有益的維生素

含量豐富的食品　每1份的含量（mg）

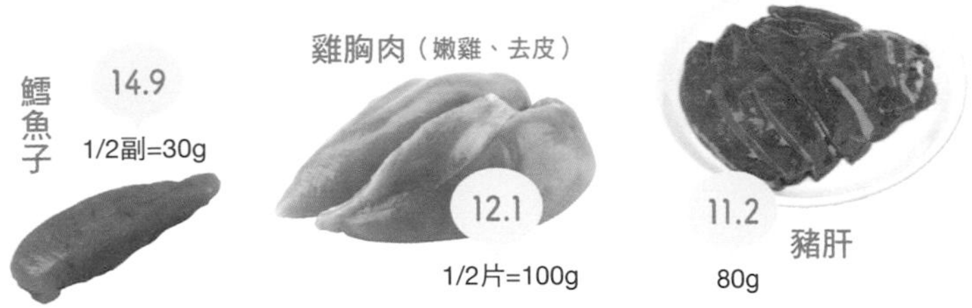

從這裡開始，就輪到維生素B_1爸爸和維生素B_2媽媽的孩子們出場了。長男「菸鹼酸」也被稱為「維生素B_3」，是愛酒人所不可或缺的營養素。因為它的工作正是將酒中所含有的酒精進行分解，在喝了太多酒而宿醉時，也能緩解不舒服的感受。體內的菸鹼酸不足時，還會呼叫老二維生素B_6一起來幫忙呢。

不僅是對愛酒人有益，菸鹼酸也會幫忙將三大營養素──碳水化合物（醣類）、脂質、蛋白質轉換成能量，並協助使魚或肉中所含的蛋白質形成肌肉或皮膚等細胞。

菸鹼酸不只能從食品中攝取，也能透過體內屬於必需胺基酸的一種叫做「色胺酸」的營養素來製成。雖然幾乎不會出現缺乏症，但如果是不攝取蛋白質及維生素而又大量飲酒的人，有時會引起叫做「癩皮病」的皮膚炎。因為也會影響到胃腸的黏膜，所以容易造成胃脹的情況。

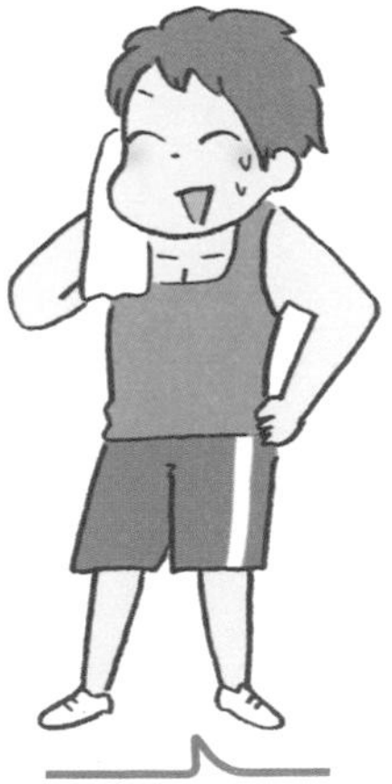

菸鹼酸

喜歡參加宴會的活力長男。相當受到三大營養素依賴。

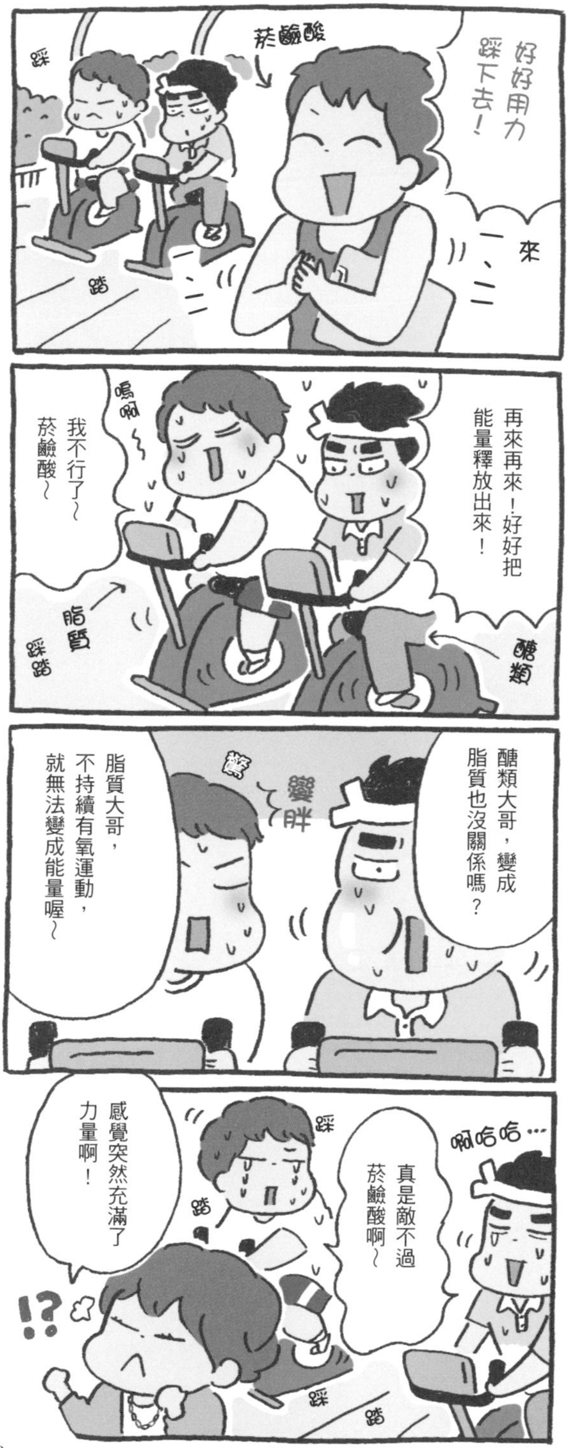

鰹魚（春季捕撈）

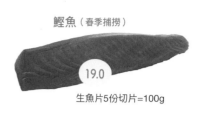

生魚片5份切片=100g

菸鹼酸為水溶性，並且比較耐熱、光、酸、鹼等，是經過料理及保存也不容易損壞的維生素，不過缺點就是非常容易溶解於熱水中，如果是做成水煮料理，要盡可能連湯汁整個攝取。菸鹼酸含量豐富的食物包括雞肉等肉類、肝臟、以及鰹魚、鱈魚子和青甘魚等。雖然有點令人意外，不過在咖啡或紅茶中的含量也很多，參加宴會時，建議搭配菸鹼酸含量豐富的花生一起食用喔。

維生素B6

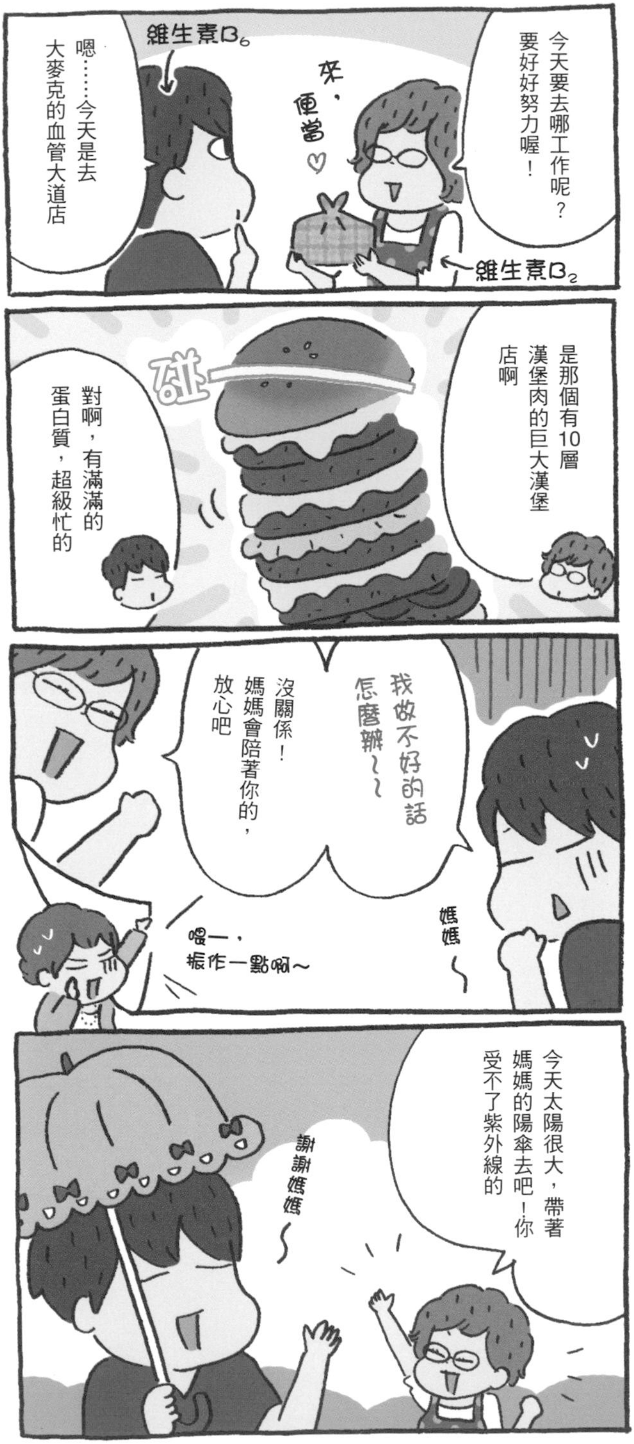

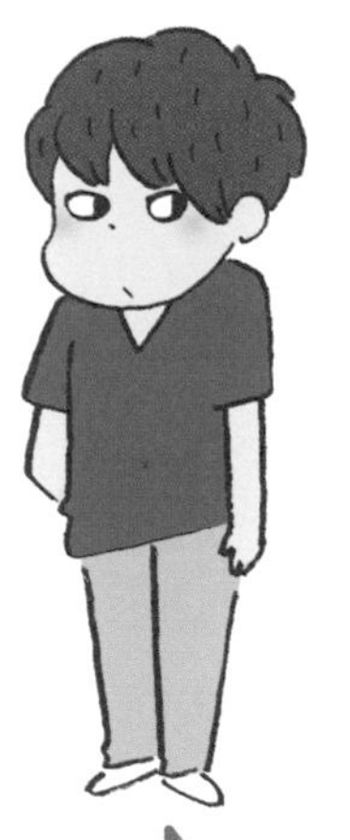

維生素B6

感覺有點媽寶的老二。在協助蛋白質時必須要有媽媽的幫忙才行。

喜愛吃肉的人所不可或缺

老二「維生素B_6」會協助將蛋白質轉換成能量，並幫忙製作肌肉及血液等。為了善加利用蛋白質，維生素B_6在體內會將蛋白質分解成胺基酸，接著再合成為其他種胺基酸或是神經傳導物質。它有點像個「媽寶」，工作時如果媽媽＝維生素B_2不在身邊，就無法有活力地發揮功用了。

著迷於炸雞及漢堡等肉食的人，大量攝取蛋白質的人或是懷孕的人，一定要注意避免攝取不足。

維生素B_6被發現是能夠預防皮膚炎的維生素，因為能夠藉由腸道細菌在體內合成一部分，所以不太會有缺乏症發生，但是如果不足的話，就會引發許多像是肌膚粗糙或口腔潰瘍等肌膚問題。另外，由胺基酸合成腦內荷爾蒙時，必須要有維生素B_6，所以如果不足的話就會變得焦躁，也會導致失眠。

維生素B_6屬於水溶性維生素，耐酸但是不耐紫外線。在肉類、肝臟、鮪魚及鰹魚等魚類、穀類中含量豐富，作為主食的米也富含維生素B_6，在日常生活中自然就能攝取到。

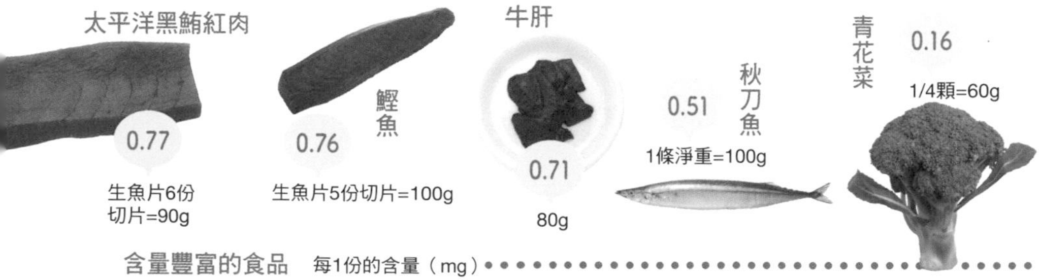

含量豐富的食品 每1份的含量（mg）

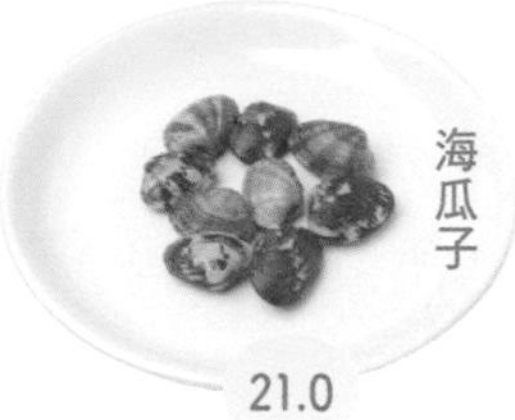

10顆淨重=40g

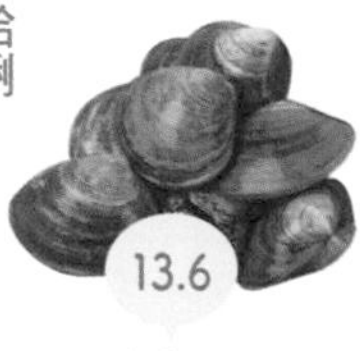

3顆淨重=48g

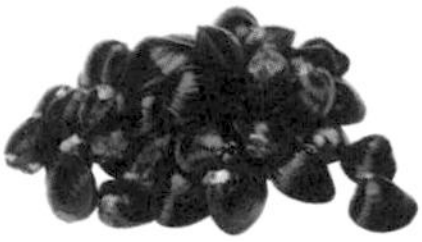

20顆淨重=20g

含量豐富的食品　每1份的含量（μg）

維生素B_{12}

預防貧血、對腦神經也有功效

接下來要介紹的是「維生素B_{12}」。它是具備職人精神的三男，經常和三女「葉酸」互相合作。

維生素B_{12}呈現紅色，也被稱為「紅色維生素」。它的工作是和葉酸一起合成屬於血液細胞的紅血球。如果不足的話，就會產生巨大的紅血球，使紅血球數量減少，而造成惡性貧血。紅血球負責將氧運送到全身，所以如果氧不足，產生能量的效率也會變差。

不僅如此，維生素B_{12}還負責另一個重要的工作。那就是控制位於腦部和脊髓，管控全身的中樞神經，以及分布於全身各處的末梢神經維持正常運作。所以量不足就會造成失眠、肩膀痠痛、腰痛及發麻等神經障礙狀況，也有報告顯示失智症患者的腦部缺乏維生素B_{12}。

維生素B_{12}屬於水溶性維生素之一，並具有會被鹼、強酸以及光線分解的特性。

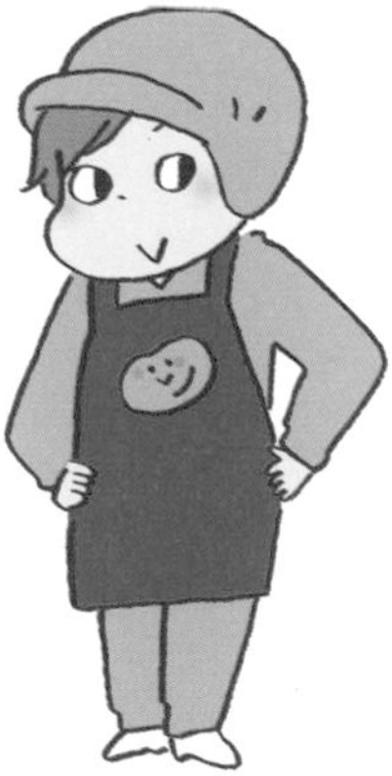

維生素B12

具備職人精神的三男。得到三女葉酸的幫忙，在血液工廠工作。

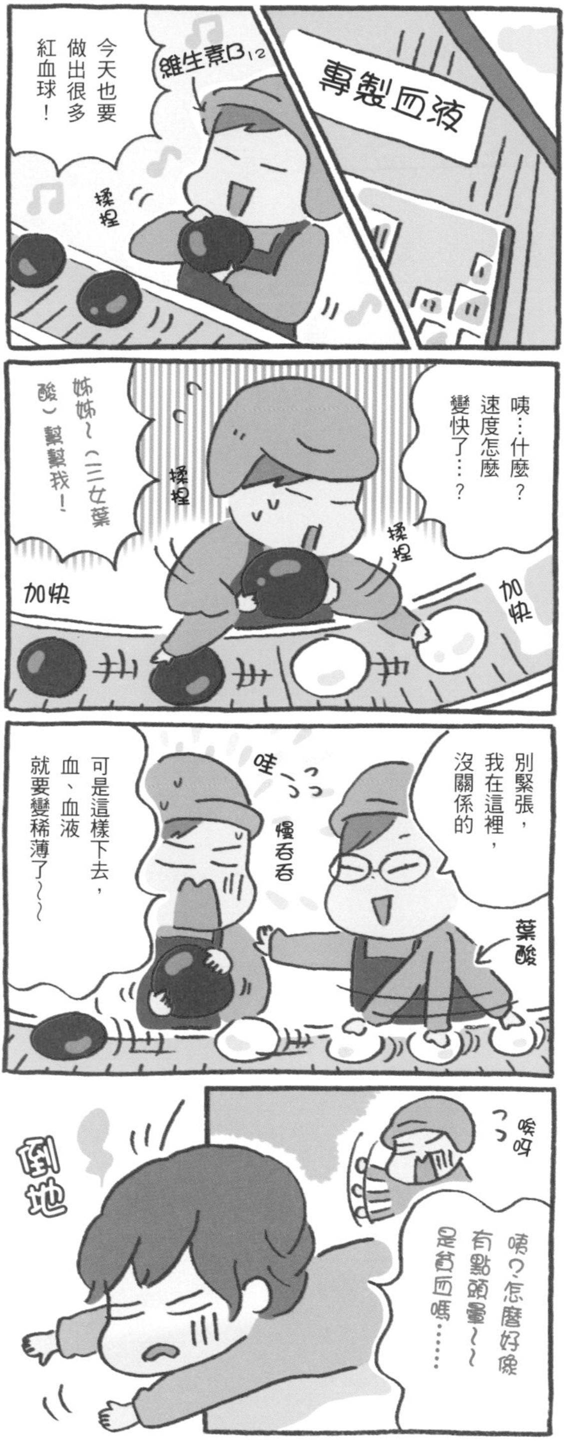

專製血液
維生素B12
今天也要做出很多紅血球！
揉捏
咦…什麼？速度怎麼變快了…？
姊姊～（三女葉酸）幫幫我！
揉捏
揉捏
加快
加快
別緊張，我在這裡，沒關係的
可是這樣下去，血、血液就要變稀薄了～～
哇
慢吞吞
葉酸
唉呀
咦？怎麼好像有點頭暈～～是貧血嗎……
倒地

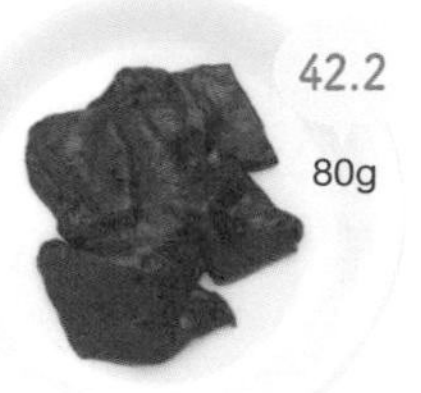

牛肝
42.2
80g

因為能夠透過腸道細菌製成，所以只要飲食營養均衡就不需要擔心。但是，因為蔬菜中幾乎不含維生素B_{12}，在肉或魚等動物性食品中則含量豐富，所以素食者或是經手術切除胃或腸的人要特別注意攝取，也推薦大家可以從味噌及納豆等發酵食品中攝取。

泛酸

消除壓力、促進代謝來增進減重效果

接下來要介紹的是長女「泛酸」。它又被稱為「抗壓維生素」，是可以緩和大家的壓力，還能促進代謝的療癒系美女。

泛酸能夠消除焦躁感，它的另一個名字叫做「維生素B_5」，也具有將醣類、脂質、蛋白質轉換成能量的功能。因為泛酸能讓脂質不易囤積在體內，還能減輕壓力，所以在減重時一定要攝取充足。

另外，泛酸也負責合成好膽固醇，防止動脈硬化等疾病，而且它還和維生素C是好夥伴，能夠一起保持肌膚彈性並強健髮絲。

「泛酸」（pantothenic acid）的名稱源於希臘語的「panto」，意思是「普遍、無所不在」。就如同這個名稱，泛酸存在於各種食品中，特別是雞肝、帶卵鰈魚、納豆和酪梨等食物當中含量豐富，因為也能夠透過腸道細菌合

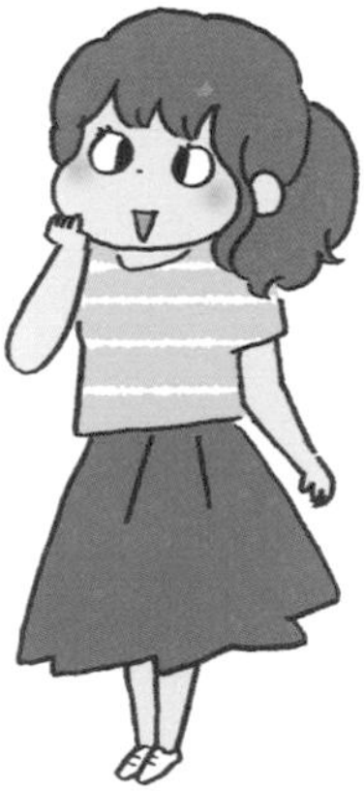

泛酸

療癒系的長女。平常相當穩重隨和，但遇到有關代謝的事，就會變得很熱血。

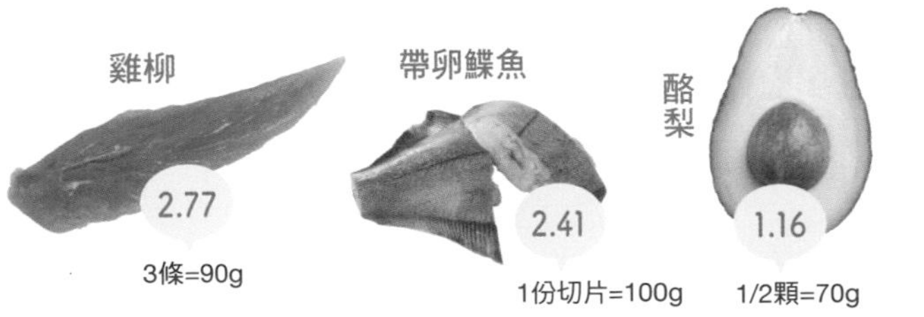

含量豐富的食品 每1份的含量（mg）

成，所以照平常一般飲食應該就不太會有缺乏的問題。不過，經常喝酒或咖啡的人，需要的量會比較多，所以要注意一下。如果不足的話，可能會造成頭痛、疲憊或是手腳感覺異常。

泛酸屬於水溶性並且不耐熱，因此能夠生食的東西就直接食用，便能有效攝取。

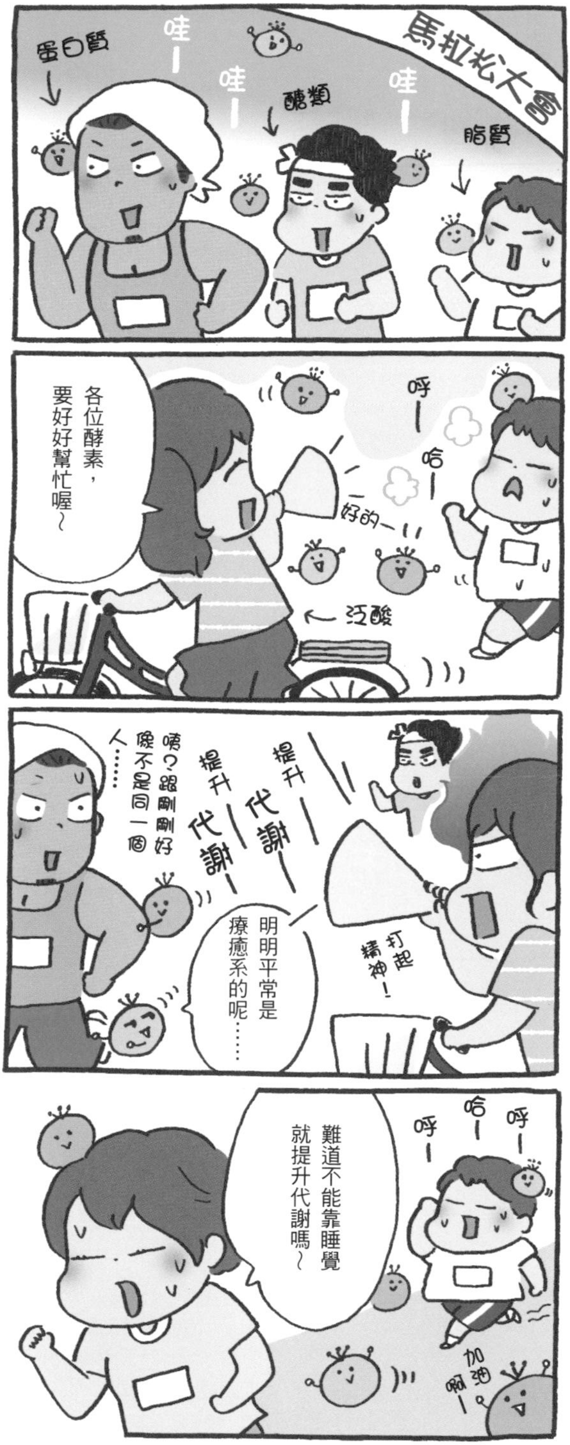
馬拉松大會
脂質
哇—
醣類
哇—
哇—
蛋白質
呼—
哈—
好的—
各位酵素，要好好幫忙喔~
泛酸
提升代謝—
提升代謝—
打起精神！
明明平常是療癒系的呢……
噫？跟剛剛好像不是同一個人……
呼—
哈—
呼—
難道不能靠睡覺就提升代謝嗎~
加油啊—

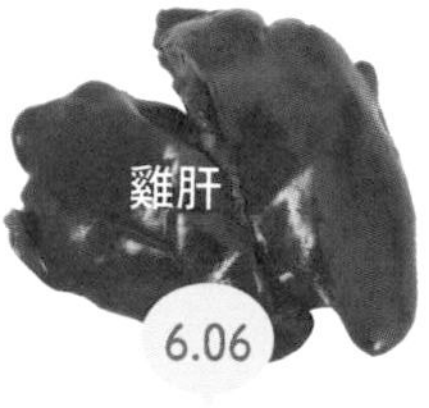

烤雞肉串2串=60g

生物素

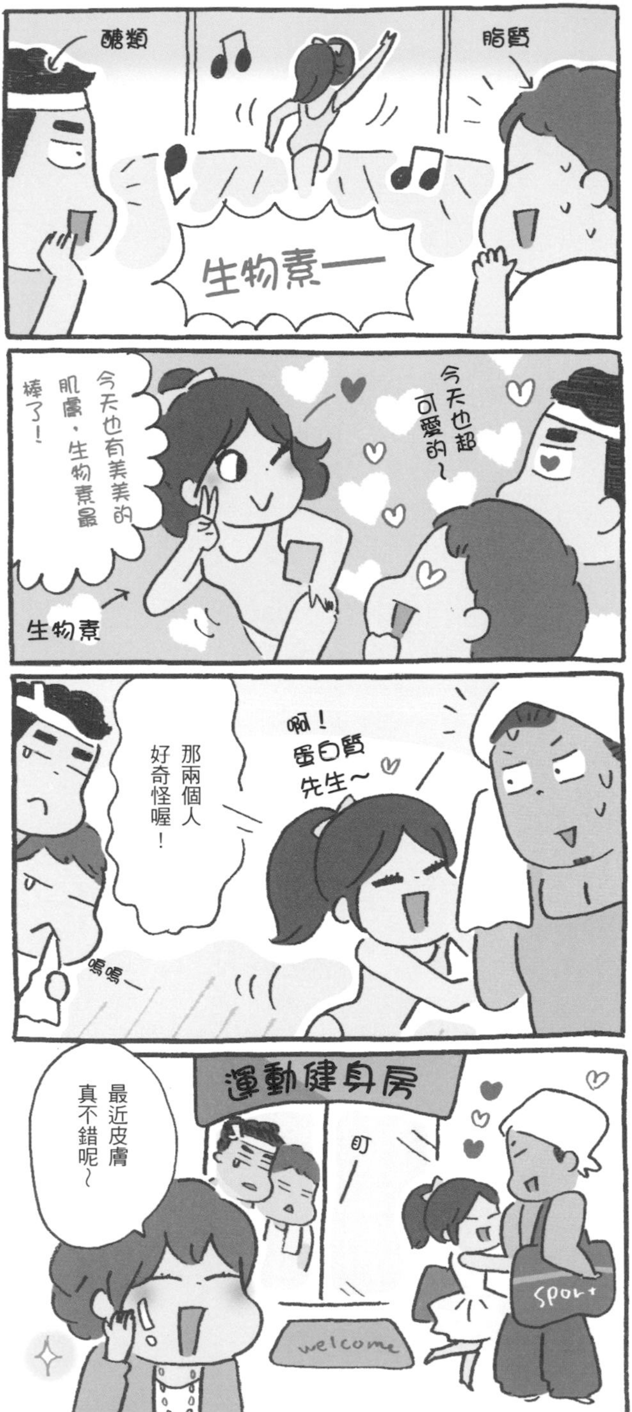

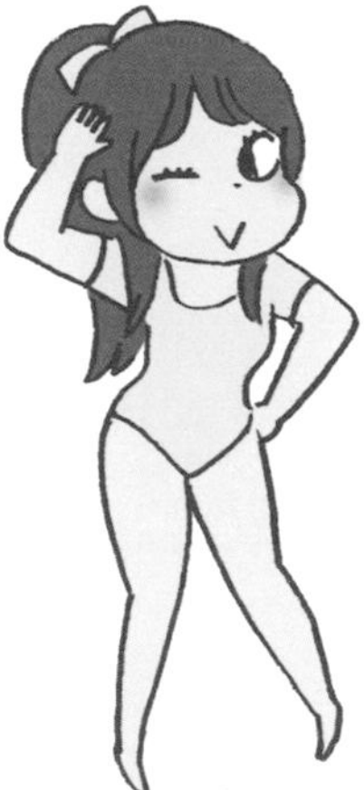

生物素

覺得可愛最重要的閃亮亮二女。被三大營養素當作偶像。

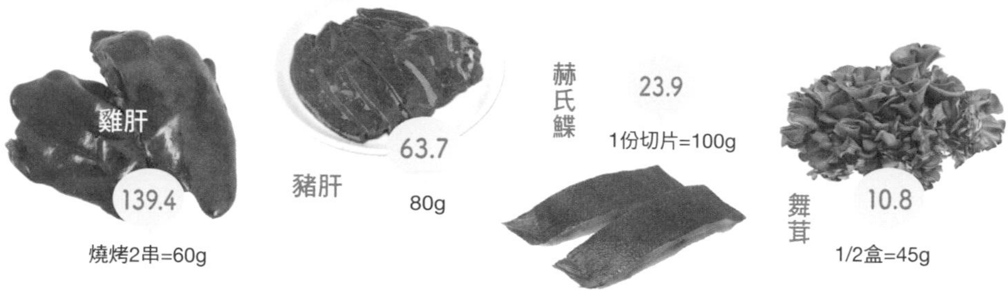

含量豐富的食品　每1份的含量（μg）

美肌效果好，也能用來治療異位性皮膚炎

「美肌就是人生！」以此為座右銘的二女「生物素」。它最初的名字是「維生素H」，是在德國被發現，並以「肌膚」的德文——「haut」的字首來命名。就如同這個名字，生物素能夠維持有彈力的肌膚和具有光澤的頭髮。它的名稱後來被改為維生素B_7＝生物素，而其中又以「生物素」這個名字較被廣泛使用。

生物素還能幫助生成膠原蛋白、促進頭皮的血液循環等，具有各式各樣的功用，也能夠使皮膚及黏膜維持健康狀態。

生物素的效果甚至被會用來當成治療異位性皮膚炎的藥品，但如果不足的話，會使指甲脆化、皮膚暗沉、掉髮或白髮的狀況增加，髮質也會變得乾燥。生物素的其他工作還包括協助將三大營養素——碳水化合物（醣類）、脂質及蛋白質轉換成能量，因為會對全身造成影響，所以如果量不足就會產生倦怠感。

生物素耐酸、熱，但是不耐鹼，在各種食品中都少量含有，在人體內也能透過腸道細菌來製造，所以不用過於擔心。但是，長期服用抗生素藥品的人會喪失腸道細菌，所以必須要注意。

葉酸

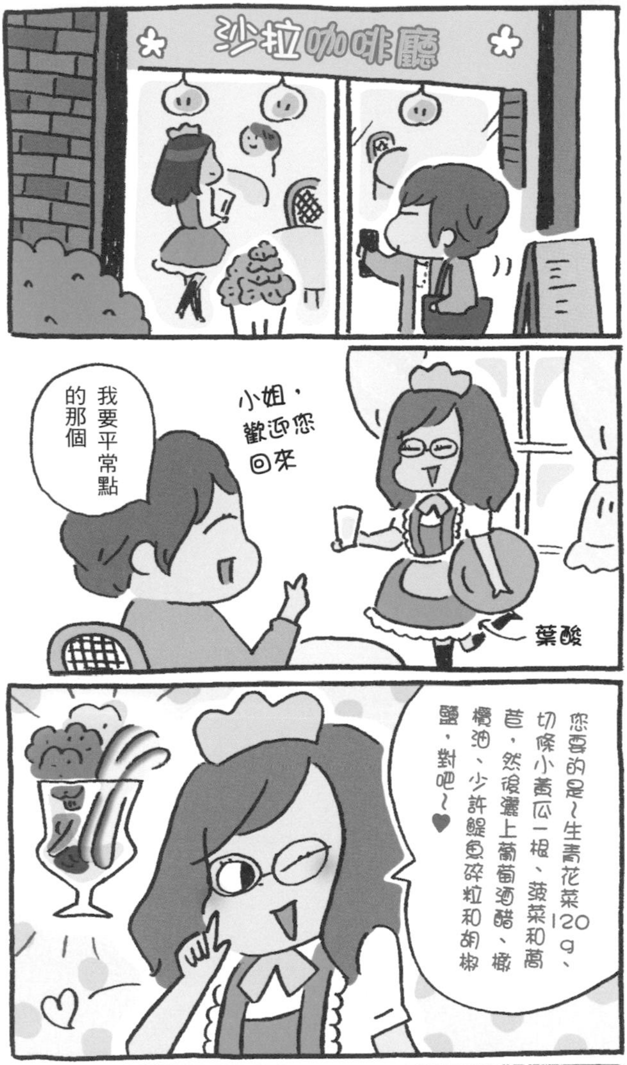
沙拉咖啡廳
小姐，歡迎您回來
我要平常點的那個
葉酸
您要的是～生青花菜120g、切條小黃瓜一根、菠菜和萵苣，然後灑上葡萄酒醋、橄欖油、少許鯷魚碎粒和胡椒鹽，對吧～♥
你還是一樣記憶力驚人啊～
啊…好的
這位客人，煙和酒是我葉酸的敵人喔！
拍掉
TABACCO

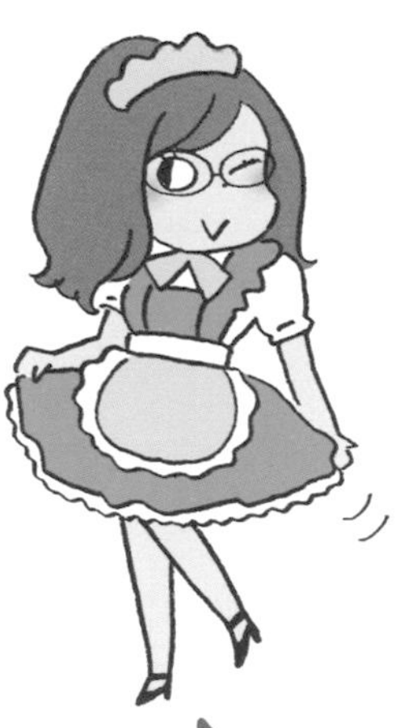

葉酸

三女是聰明的理科女子。記憶力好，也很會照顧他人。總是穿著綠色衣服。

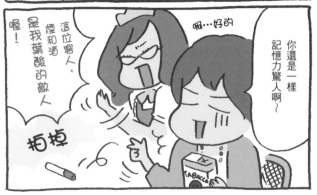

幫助維持記憶力

八人大家族中最後要介紹的是三女「葉酸」。也被稱為維生素M、維生素B_9、嘌呤麩胺酸。在菠菜、青花菜、蘆筍、抱子甘藍、埃及野麻嬰……等食物中都含有。如同它的名字，在植物的綠葉部分含量很豐富，其他像是雞或牛的肝臟、水果類、納豆、黃豆等中的含量也很多。

葉酸的工作是與維生素B_{12}共同製造紅血球，紅血球是血液的主成分，負責將氧傳遞至身體各處。也會協助形成製造蛋白質及細胞時所需要，滿載遺傳訊息的DNA，如果懷孕時葉酸不足，生出來的小孩有時會發生異常狀況，為了促進孩子順利成長，建議大家從懷孕前就進行攝取。另外，葉酸還能預防記憶力衰退及健忘，若感覺有上述情形的人可能就是缺少葉酸喔。

葉酸屬於水溶性維生素，並且不耐熱，很容易在料理時被破壞，所以像是新鮮的蔬菜或水果等能夠生食的食物，就直接生食比較好。在人體內也能透過腸道細菌合成部分的量，所以只要均衡飲食就不會有問題。如果不足的話，則會引起貧血、因全身氧不足而有無力感，或容易肌膚乾燥、口腔潰瘍，喜歡抽菸或喝酒的人，葉酸的消耗量也容易增加，所以要多多攝取。

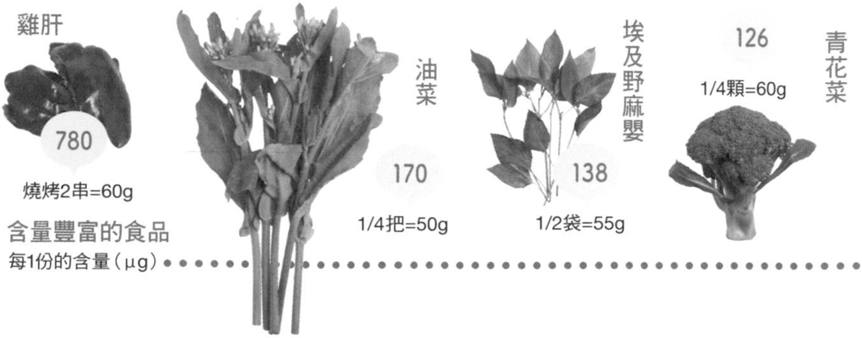

含量豐富的食品
每1份的含量(μg)

維生素C

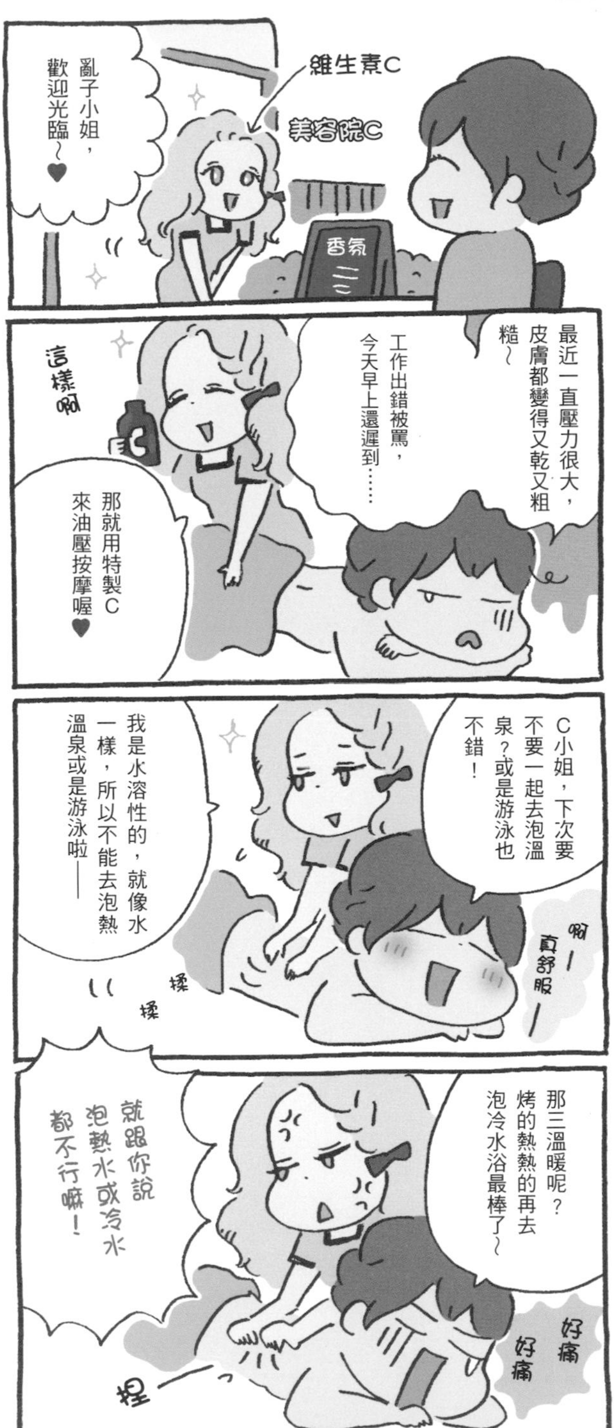
維生素C
美容院C
亂子小姐，歡迎光臨～♥
香氛
最近一直壓力很大，皮膚都變得又乾又粗糙～
工作出錯被罵，今天早上還遲到……
這樣啊
那就用特製C來油壓按摩喔♥
C小姐，下次要不要一起去泡溫泉？或是游泳也不錯！
啊—真舒服—
我是水溶性的，就像水一樣，所以不能去泡熱溫泉或是游泳啦——
揉揉
那三溫暖呢？烤的熱熱的再去泡冷水浴最棒了～
好痛好痛
就跟你說泡熱水或冷水都不行嘛！
捏—

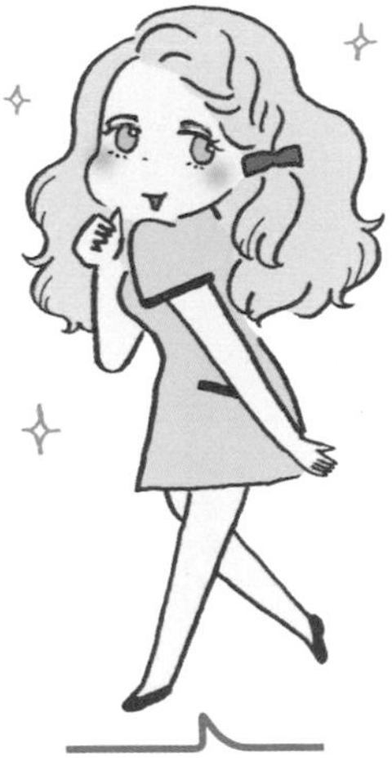

維生素C

在「美容院C」上班的柔弱女子。怕熱，也很討厭被水弄濕。與維生素A、E並列為城鎮的美人三人組之一。

check point

膠原蛋白

構成動物結締組織的蛋白質，大約占了身體蛋白質量的1/3。維生素C與膠原蛋白中含量豐富的羥脯胺酸的合成有關。

抗老、預防感冒的好幫手

一說到維生素，應該有很多人馬上就想到「維生素C」吧。市售的飲品上也常常會寫「含有維生素C」。它在柑橘類等水果、馬鈴薯及番薯等芋薯類、甜椒（紅）、葉菜類等中的含量豐富，是生活中常常會接觸到的營養素。

維生素C有兩個主要功用。首先是「具有美肌效果的維生素」，因為維生素C會抑制活性氧、並且幫助合成使肌膚光滑細緻的膠原蛋白，所以能夠防止皮膚產生斑點及細紋，還能使傷口及燙傷部分加快復原。隨著年齡增長，膠原蛋白不足會使乾燥變得更加嚴重，還可能會出現發癢的症狀，而骨骼的細胞幾乎都是由膠原蛋白所組成，攝取維生素C也能預防骨質疏鬆症。

此外，就像常聽到的「感冒就要吃維生素C」，它提高免疫力的功效相當強。能夠保護身體不受感冒等病毒性疾病的影響。如果不小心感冒了，好好攝取維生素C的話，也會比較容易康復。相反的，如果攝取不足的話，就會復原得比較慢，經常還可能使病情加重。另外，維生素C不足，可能還會使微血管變脆而造成牙齦出血、容易瘀青、產生強烈疲勞感或引發關節痛，尤其是冬天時，一定要注意充足攝取才行。

check point

也有不含維生素C的水果

富含維生素C的水果其實意外地少。奇異果、柑橘類、草莓、柿子、西印度櫻桃等的含量很多，但像是蘋果、香蕉、梨子、水蜜桃、櫻桃、哈密瓜、西瓜等水果的含量就不多了。

注意攝取方式

維生素Ｃ和維生素Ｂ群一樣，都稱為「水溶性維生素」，易溶解在水中。也不耐熱與光，並且無法在體內製成，因此要從食物中有效率地攝取。

生食或是稍微燙過一下的料理方式比較好。整體而言，說到富含維生素Ｃ的食物就是蔬菜了，雖然要積極攝取，但希望大家也能多注意一下攝取方式。首先，快速清洗一下即可，不要長時間浸泡在水中，不然營養素就會溶在水裡了。洋蔥及根莖類以外的蔬菜不要切得太細，因為截面增加，接觸水和熱的部分也會變多。此外，維生素Ｃ也很容易氧化，所以趁新鮮就吃掉非常重要，不要切完就那樣放著。雖然市售切過的蔬菜產品很方便使用，但可以的話還是購買完整的蔬菜，並且盡早食用完畢比較好。做成清炒料理時，可以撒上馬鈴薯澱粉達到包覆效果，使營養素不易流失，水煮料理的話稍微清淡調味，連湯汁也全部一起食用比較好。

說到維生素Ｃ，大家會不會想到西印度櫻桃或檸檬等水果呢？切成一半就能用湯匙舀著吃的奇異果，或是清洗過就能吃的草莓，非常方便就能攝取，所以也很推薦喔！

維生素Ｃ會從小腸上部被吸收並運送到肝臟，再隨著血流送到全身的臟器。有

含量豐富的食品　每1份的含量（mg）

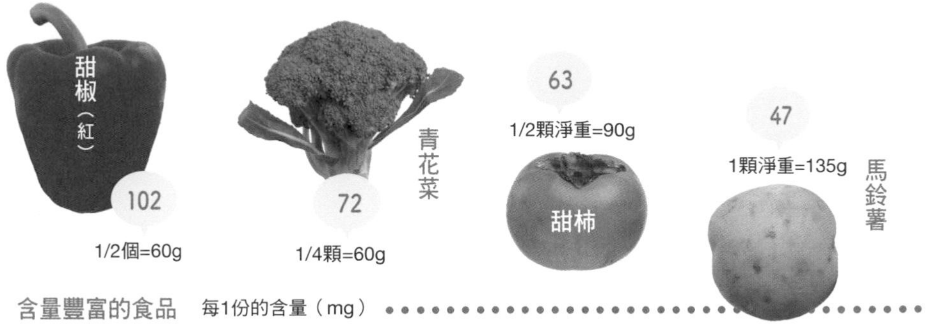

多餘的量馬上就會隨尿液排出，所以不用擔心攝取過多。和空腹時攝取相比，盡可能在用餐後感覺有些飽足的時候，分幾次少量攝取會比較好。而為了幫助生成膠原蛋白，也可以和蛋白質一起攝取。

用維生素C來消除壓力

維生素C在美容及預防感冒方面的效果很好。另外，它也屬於抗氧化作用很強的「抗氧化維生素」。最具代表性的是維生素A、E以及C（有關詳細內容，維生素A請見p.38、維生素E請見p.46）。

其中，維生素C還與多巴胺、腎上腺素等神經傳導物質，以及抗壓力荷爾蒙──腎上腺皮質激素的合成有關，因此也被稱為「抗壓力維生素」。維生素C如果不足，與壓力對抗的能力就會降低而無法恢復精神，使得早上不容易起床、容易感覺疲累、健忘的情況變嚴重、耐力也會降低，所以要特別注意喔！

什麼是抗氧化維生素？

保護身體不受老化或癌症傷害

在之前被稱為返老還童維生素、抗老維生素的「維生素E」的章節中也有提到，「抗氧化維生素」是指「能夠抑制活性氧作用，具有抗氧化作用的維生素」，最具代表性的就是維生素A、E、C。不過，具有抗氧化作用的營養素並不僅限於維生素類，在多酚類和礦物質類中也有。

究竟什麼是「抗氧化力」呢？雖然在前面章節也已經提過了，但因為這對於有精神並常保年輕的生活下去，是非常重要的內容，所以在這裡再快速重複一次。

「抗氧化力」就是去抑制「活性氧」，首先必須要知道什麼是「活性氧」。「活性氧」是具有很強氧化力的物質，會造成臟器及皮膚的老化、降低免疫力，引起癌症、動脈硬化及慢性病等。

而會產生活性氧的原因，包括抽菸及壓力、長時間照射紫外線、持續過度運動、攝取過多脂肪、過度飲酒……等。勉強過度減重也是其中之一，現代

提高抗氧化力的食品組合

例如，同時攝取南瓜所含的維生素E和小松菜所含的維生素C，就能使抗氧化力持續較長時間。

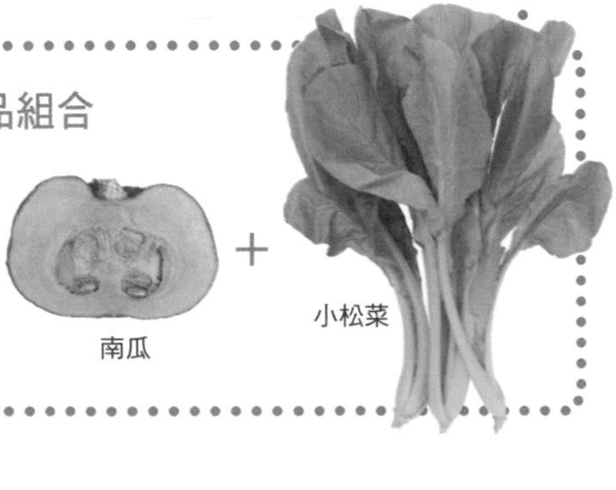

南瓜　＋　小松菜

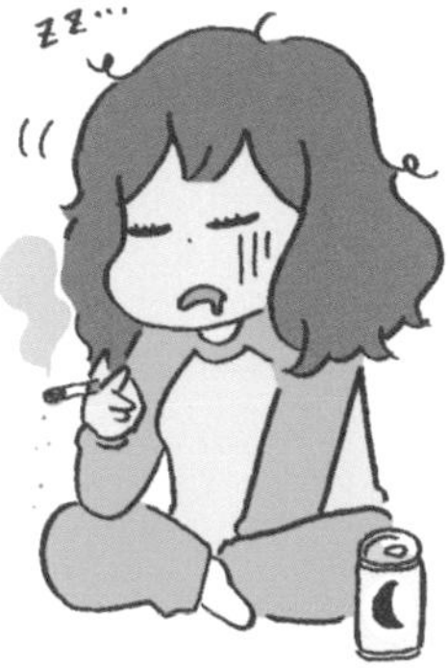

社會中有數不清的可能因素。

人類身體是透過酵素來抑制活性氧的，這些酵素雖然是在體內製成，但隨著年齡增長，這些酵素的量也會逐漸減少，此時能夠發揮效用的抗氧化維生素，就是能夠抑制酵素無法處理完畢的活性氧的「抗氧化物質」之一。這些抗氧化物質，除了維生素之外還有許多種類，有些能夠直接抑制活性氧產生，有些會抑制活性氧的氧化力，還有些能夠修復活性氧所造成的傷害等，以不盡相同的作用方式，共同為我們的身體努力著。

日本人的平均壽命非常長，女性為八十七・〇五歲、男性為八十・七九歲（二〇一六年七月日本厚生勞働省公布）。雖然是世界上屈指可數的長壽國，但其實腰腿健壯、頭腦靈活、日常生活中不會發生障礙的「健康壽命」，才是最重要的。為了能夠健康而長壽，要盡可能防止老化，因此必須快樂地度過每一天，並提高抗氧化力才行。只要避免不規律的生活與暴飲暴食，飲食營養均衡，身體和心情都會變得輕快許多。

什麼是維生素王牌？

一起攝取就能提升抗氧化力

以抗氧化力強而著稱的維生素，包括屬於脂溶性維生素的維生素A與E，以及屬於水溶性維生素的維生素C。原來如此，這三種維生素就合稱為「維生素ACE＝維生素王牌」！

它們也是鎮上有名的美人三人組。雖然分別都具有很強的防止老化、促進美肌能力，但和單獨表現相比，如果能一起相互配合，就能獲得加乘效果。維生素C能夠協助維生素E順利去除活性氧，三者同時攝取，美肌效果也會加倍喔！

維生素A含量特別多的食物包括菠菜、埃及野麻嬰、南瓜、胡蘿蔔等黃綠色蔬菜及動物性食品；含有最多維生素C的是蔬菜及柑橘類；而含有最多維生素E的則是酪梨、魚卵、堅果類和橄欖油。希望大家能了解脂溶性與水溶性的性質，再進行適當的料理以達到良好吸收效果，同時攝取到這三種維生素。

check point

什麼是黃綠色蔬菜？

在日本厚生勞働省的基準中，原則上是定義為每100g的可食部分含有胡蘿蔔素600μg以上的蔬菜。不過即使不滿600μg，像是番茄及青椒等部分蔬菜，以攝取量及攝取頻率而言也被視為是黃綠色蔬菜。在黃綠色蔬菜（植物性食品）中，維生素A是以β-胡蘿蔔素的形式存在，並會視需要轉換成維生素A。

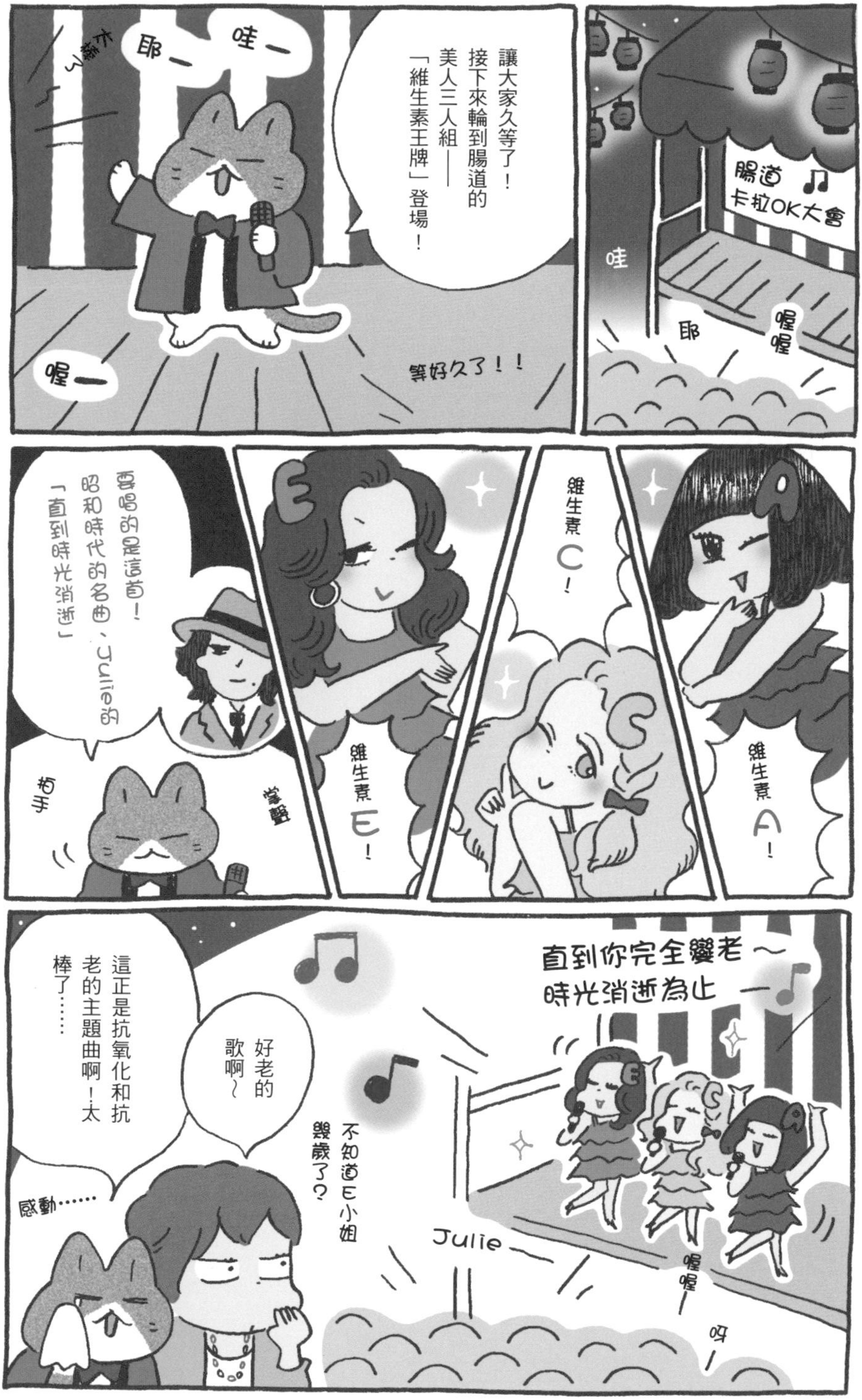
腸道 ♫
卡拉OK大會
哇
耶
喔喔
讓大家久等了！接下來輪到腸道的美人三人組——「維生素王牌」登場！
哇—
耶—
太棒了
喔—
等好久了！！
維生素A！
維生素C！
維生素E！
要唱的是這首！昭和時代的名曲，Julie的「直到時光消逝」
掌聲
拍手
直到你完全變老～
時光消逝為止
Julie—
喔喔—
吗—
不知道E小姐幾歲了？
好老的歌啊～
這正是抗氧化和抗老的主題曲啊！太棒了……
感動……

什麼是酵素？

在減重和清洗上都很有效？

酵素減重、酵素洗臉、酵素清潔劑，還有酵素水，我們經常聽到「酵素」這個詞，但其實不太了解對吧？「酵素」指的是在我們體內大約有兩萬種以上，針對體內各式各樣的化學反應，作為觸媒發揮功用的蛋白質。可以說酵素負責了體內進行的所有生物反應。若只是將營養素攝取到體內並不會產生任何效果，但有了酵素的作用，就能將攝取到的營養素轉換成能量。

酵素包括負責分解食物的「消化酵素」，以及利用營養素來進行身體修復及再生的「代謝酵素」。消化酵素和代謝酵素這兩種是原本就存在於體內的酵素，另外還有透過飲食來攝取的「食物酵素」。

酵素的大小雖然隨種類而有所不同，但都非常小，即使用顯微鏡也幾乎看不到。但是如果不足的話，所有的代謝都會減緩，血液循環也會變差，因此會引起老化現象、慢性病以及癌症等疾病。

check point

什麼是觸媒

觸媒是指本身雖然不會有變化，但能夠作為其他物質的化學反應的媒介，來加快或減緩反應速度的物質。

第3章

礦物質

「礦物質」的英文「Mineral」就是指「礦物」。
能夠成為牙齒及骨骼的材料，並具有調整身體狀況的功用。
攝取量過多或過少都會發生問題，所以要注意適量攝取。

什麼是礦物質？

人體需要金屬？

在地球上眾多元素中，除去四大元素以外的就稱為「礦物質」（無機質）。它與三大營養素、維生素並列為五大營養素之一。將「Mineral」直接翻譯的話就是「礦物」，它是天然形成的無機物質，經常會使用來製作飾品，而礦物和作為營養素的礦物質，嚴格來說有些不同。

人體內據說有大約六十種的元素存在，其中最多的氧佔了百分之六十五，接著尿素為百分之十八、氫為百分之十、氮為百分之三，四大元素佔了百分之九十六。而剩下的百分之四就是礦物質了。在這之中，我們所知作為營養素所不可或缺的礦物質，目前有十六種。其中一天需要量為一百毫克以上者稱為「主要礦物質」，小於一百毫克者則稱為「微量礦物質」。

各礦物質的作用都不同，鈣、磷、鎂等會形成骨骼及牙齒等硬組織。而血紅素的鐵、磷脂質的磷及含硫胺基酸的硫，則會和蛋白質及脂質等結合，成為身體的成分。另外還會作為調節滲透壓、肌肉收縮、神經傳導、酵素的輔酵素及生理活性物

check point

什麼是恆定性？

即使環境條件等產生變化，體溫或體液的pH值也維持一定的狀態，稱為「恆定性」。可以說維持恆定性的能力越強，健康程度也越好。

質的成分，與調節代謝有關聯。雖然體液和組織液中的礦物質會一直保持在一定濃度，但如果從食物中攝取的礦物質長時間持續過多或不足的狀態，就會無法保持這個恆定性，而出現各種礦物質特有的缺乏症或過多症。

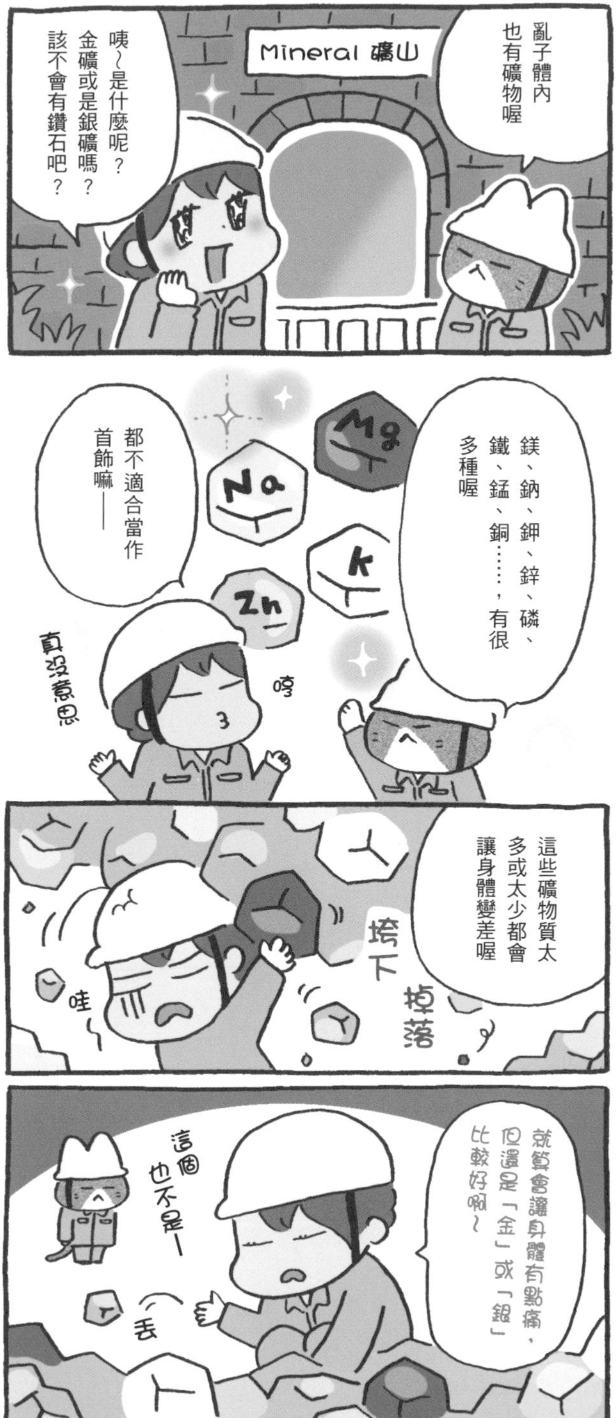

Mineral 礦山
亂子體內也有礦物喔
咦～是什麼呢？金礦或是銀礦嗎？該不會有鑽石吧？
鎂、鈉、鉀、鋅、磷、鐵、錳、銅……，有很多種喔
Mg
Na
K
Zn
都不適合當作首飾嘛——
哼
真沒意思
這些礦物質太多或太少都會讓身體變差喔
垮下
掉落
哇～
就算會讓身體有點痛，但還是「金」或「銀」比較好啊～
這個也不是—
丟

鈣

製作骨骼及牙齒的礦物質

「鈣」是人體內含量最多的礦物質，占了體重的百分之一．五至百分之二。舉例來說，體重六十公斤的人體內就會有九百至一千兩百公克的鈣，竟然接近一公斤呢。其中有百分之九十九存在於骨骼與牙齒等硬組織中，剩下的百分之一則存在於血液、肌肉與神經中。作為骨骼及牙齒組成成分的鈣稱為「儲藏鈣」，存在於血液等中的鈣稱為「機能鈣」。

鈣不僅是骨骼及牙齒的材料，還具有維持心臟及所有肌肉正常收縮的功能，也會幫助強化血管壁、降低血壓、凝固血液及活化酵素。因為會在身體各處發揮功效，所以能隨著血液環繞全身，即時送到有需要的地方。因此，血液中總是維持一定含量的鈣，如果量不足，就會從骨骼中溶出，補充不足的量，被稱為是「儲藏鈣」。然而，明明是這麼重要的營養素，但卻經常出現不足的狀況。

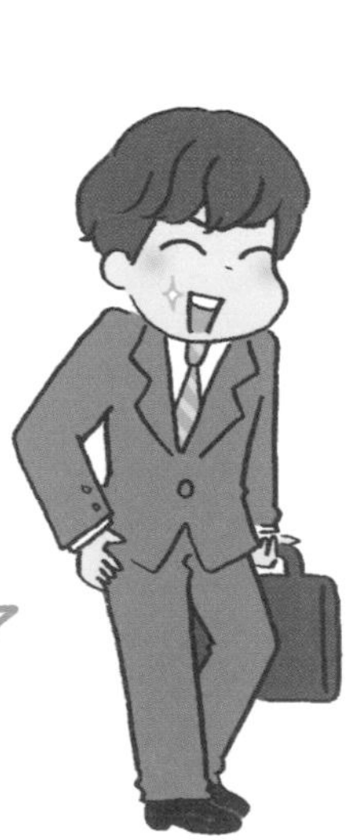

鈣

牙齒閃閃發光、有著美好笑容的上班族。相當信賴維生素D和K。

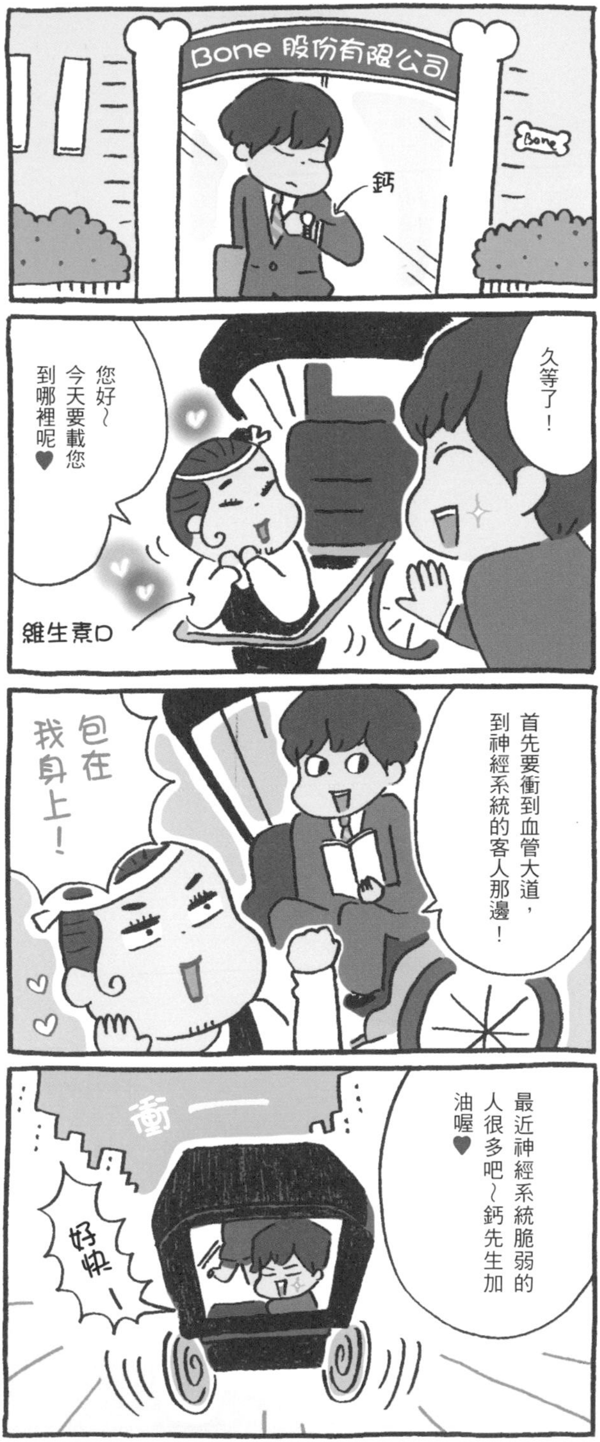
Bone 股份有限公司
Bone
鈣
久等了！
您好～今天要載您到哪裡呢♥
維生素D
首先要衝到血管大道，到神經系統的客人那邊！
包在我身上！
最近神經系統脆弱的人很多吧～鈣先生加油喔♥
衝——
好快！

可能因為最近關於骨骼疏鬆症的知識越來越普及，五十幾歲、六十幾歲的人更加認真攝取鈣了。在有學校供餐的期間可能還沒什麼問題，但過了這段時間後，由於外食的情況增加、飲食變得不規律，因此反而是二十歲左右的人最容易發生鈣不足的情形，要特別注意。

和維生素D、K一起就能提升功效！

富含鈣的食物包括牛奶及起司等乳製品、魚乾、小魚、羊栖菜等海藻類、黃綠色蔬菜等，但是從食物中攝取的鈣的吸收率並不高，可以說完全不用擔心會從飲食中攝取過量，請大家每天都有效率地好好多加攝取吧。

和鈣關係好的營養素是維生素D和維生素K。維生素D不僅能夠幫助鈣的吸收，還能調整血液中的鈣平衡。一天只要進行大約十五分鐘的日光浴，就能在皮下製造出維生素D，為了形成強壯的骨骼，請大家都去曬十五分鐘左右的陽光吧。維生素K則是能幫助鈣附著在骨骼上的營養素，具有抑制鈣從骨骼溶出的功用。

考量到這些關聯性，要不要試試看將含有維生素D的菇類和富含鈣的優格拌成沙拉，或將維生素K含量豐富的納豆和起司攪拌在一起吃呢？沙丁魚的魚乾本身就富含維生素D和鈣，被視為超級食物的苜蓿草也含有豐富的鈣，用來製作沙拉也很不錯。

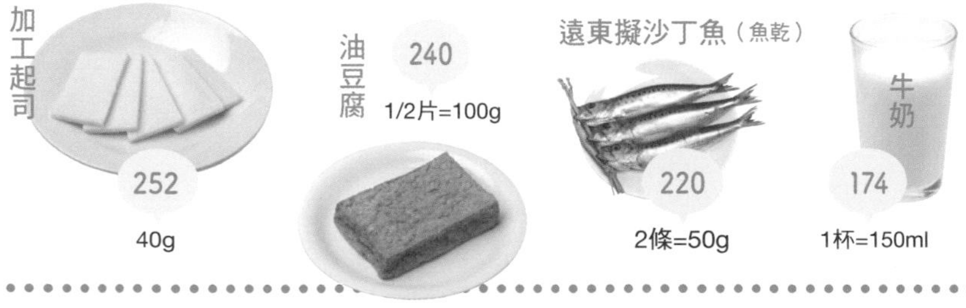
加工起司
252
40g
油豆腐
240
1/2片=100g
遠東擬沙丁魚（魚乾）
220
2條=50g
牛奶
174
1杯=150ml

不足的話可能導致慢性病

鈣和骨骼及牙齒的關係非常密切，如果不足的話，可想而知就容易發生蛀牙的狀況。此外如果血液中的鈣含量減少，就會從骨骼溶出來補足，因此會使骨骼脆弱而容易骨折。嚴重的話，小孩可能發生佝僂病，成人則可能發生骨軟化症及骨質疏鬆症。

如果長時間持續鈣不足，從骨骼溶出的鈣量就會過度增加，多出來的鈣會黏在血管上，因而引起高血壓或動脈硬化等慢性病。

鈣的功用不只是強化骨骼及牙齒而已。其中，安定神經並消除煩躁感的效果也很大，與我們每天的日常生活息息相關，能夠緩和興奮及緊張情緒的鈣如果不足，就會變得神經敏感。

雖說如此，因為擔心不足而攝取過量也是不好的。雖然幾乎不會發生從食物中攝取過量的情形，但如果因食用補給品而攝取過量，會使血液中的鈣濃度過高而導致高鈣血症，如果出現便秘、腹痛或頻尿等症狀，就要去看醫生了。想以補給品來攝取鈣時，應選擇鈣和鎂含量比例為二比一的產品。

攝取過量的話……

過量攝取鈣可能會導致高鈣血症、高鈣尿症及軟組織的石灰化等。一般飲食生活造成過多的狀況相當少見，但透過補給品等來攝取時就必須注意。

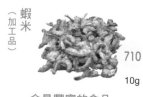

蝦米（加工品）

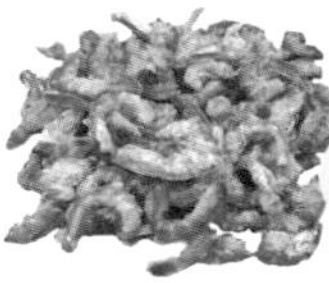

710

10g

含量豐富的食品

每1份的含量（mg）

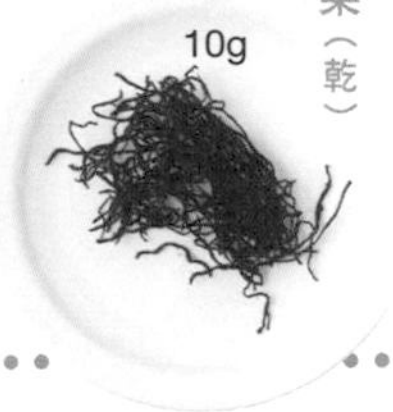
羊栖菜（乾）
64
10g

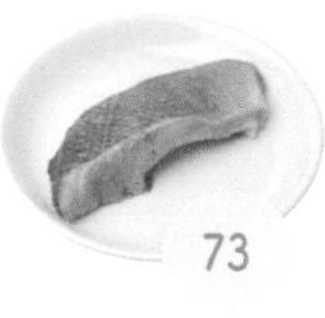
金目鯛
73
1份切片=100g

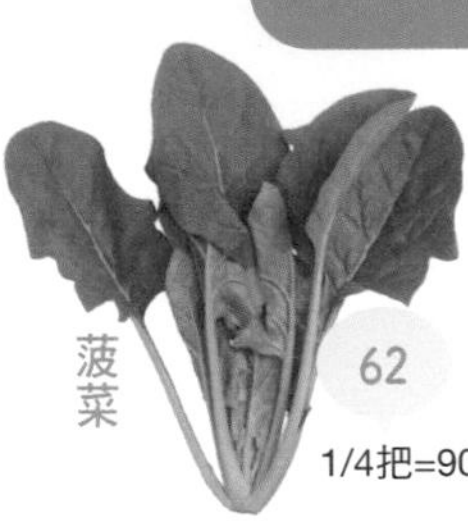
菠菜
62
1/4把=90g

含量豐富的食品　每1份的含量（mg）

鎂

和鈣之間的平衡非常重要

人體中大約有三分之二的「鎂」存在於骨骼中，與鈣及磷共同作為骨骼的組成成分，以量而言，在成人體內大約有十九公克，剩下的三分之一則幾乎都存在於肌肉等細胞中，協助大約三百種酵素發揮作用。另外，鎂也與產生能量、活動肌肉、調節體溫、神經傳導、分泌荷爾蒙等作用有關。

身體所吸收的鎂與部分的鈣一樣，會儲藏在骨骼中，如果量不足，就會從骨骼溶出到血液中。然而，鎂與鈣不同的地方是，從骨骼中溶出鎂的作用相當弱，而體內所含有的量原本就少，所以很容易會發生鎂不足的情況。

在體內各個部位都發揮重要功能的鎂如果不足，肌肉可能就會發生問題而造成肌肉痠痛，或是引起心肌梗塞等心臟疾病。另外，也會變得容易疲累、注意力不集中、慢性疲勞、發生循環系統疾病等。壓力和攝取大量酒精、咖啡都會增加鎂的排出量，所以要特別小心。

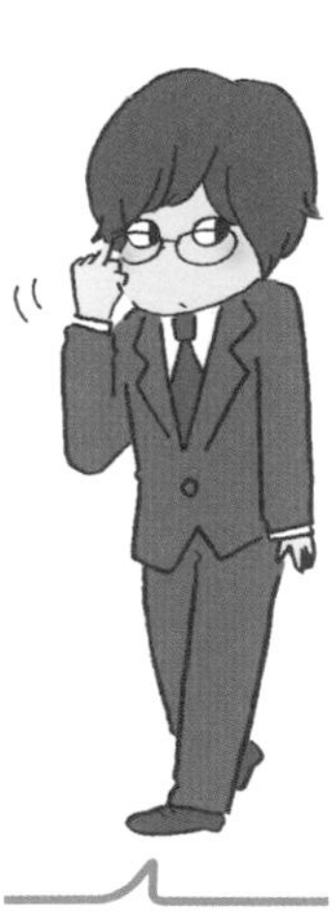

鎂

在Bone股份有限公司上班的青年，擅長進行細膩而專業的工作。抗壓性低，很容易就會昏倒。

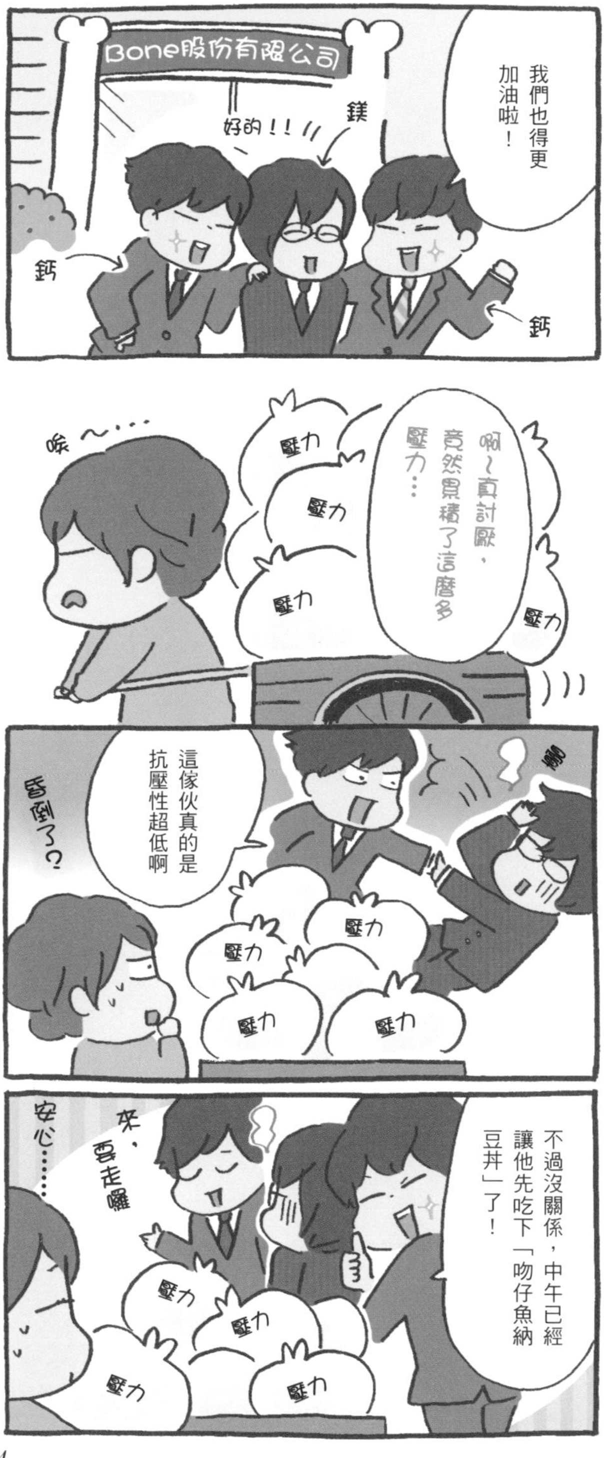
Bone股份有限公司
我們也得更加油啦！
好的！！
鎂
鈣
鈣
唉～…
啊～真討厭，竟然累積了這麼多壓力…
壓力
壓力
壓力
壓力
這傢伙真的是抗壓性超低啊
昏倒了？
壓力
壓力
壓力
壓力
不過沒關係，中午已經讓他先吃下「吻仔魚納豆丼」了！
來，要走囉
安心……
壓力
壓力
壓力
壓力

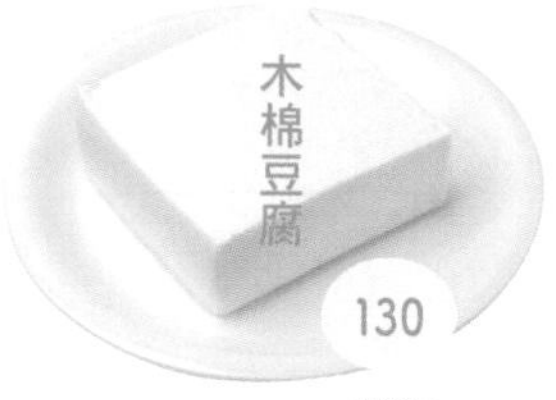

100g

另外還有一點希望大家能記得，鈣和鎂含量的最佳比例是「二比一」。不要只攝取其中一種，請均衡攝取這兩種營養素喔。

鐵

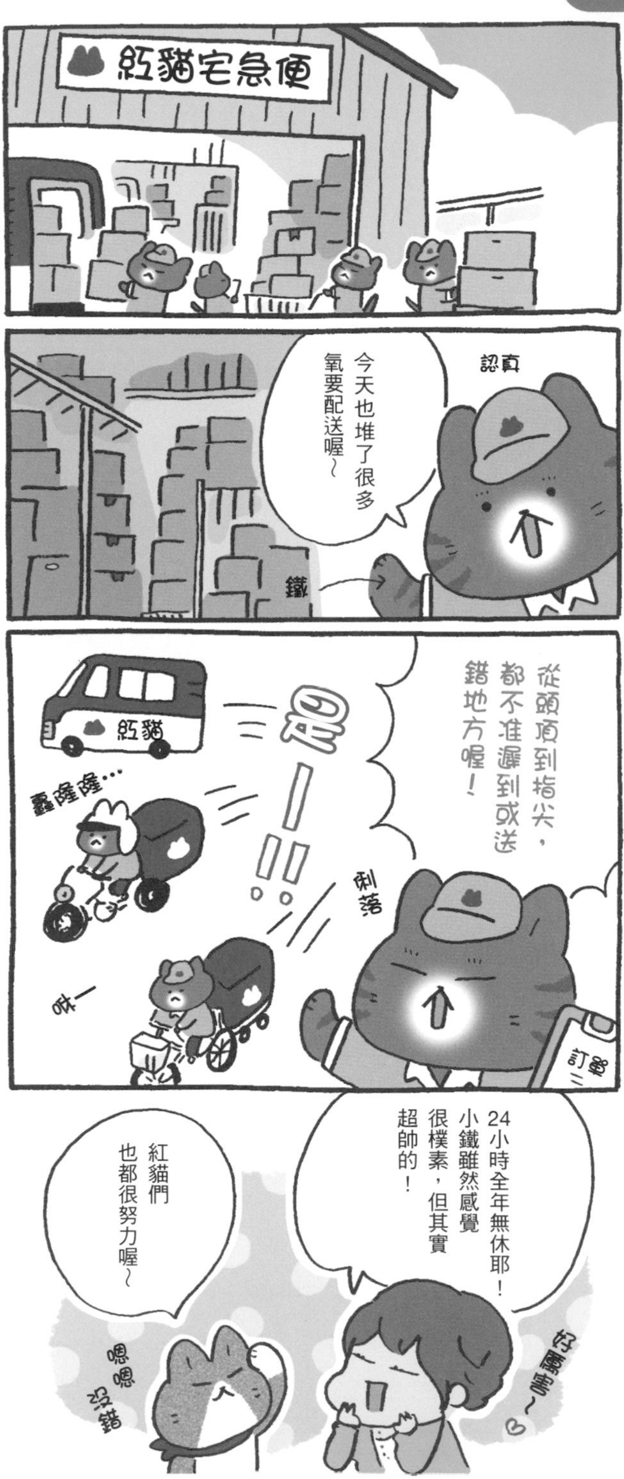

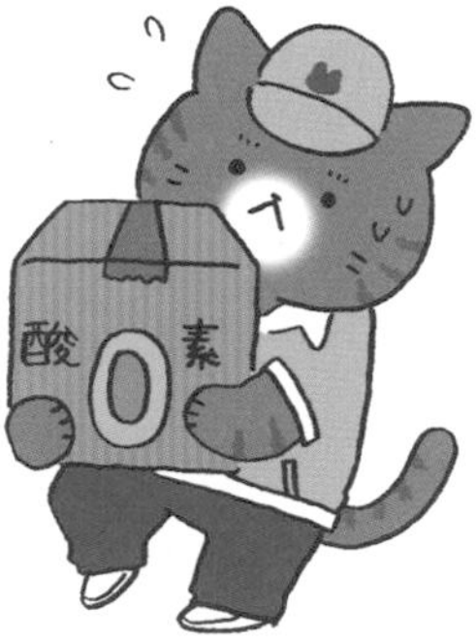

鐵

在「紅貓宅急便」工作的紅色貓咪。每天都進行氧的配送工作。

製造紅血球的礦物質

說到我們周遭的「鐵」，會想到的是釘子、鑄鐵鍋或平底鍋吧？沒想到我們的身體裡也有鐵，很不可思議吧！據說成人體內大約有四・二公克的鐵喔。

鐵是製造紅血球的礦物質，屬於血液細胞的紅血球，其主成分是血紅素，而鐵就是形成血紅素的材料。因此簡單來說，鐵就是血液的成分，血紅素使血液呈現紅色，體內百分之六十五的鐵會與血紅素結合，將從肺得到的氧運送到全身細胞，而氧是體內製造能量所必需的原料，因此沒有鐵就會造成大麻煩。這類的鐵稱為「機能鐵」。

剩下大約百分之三十的鐵則作為「儲藏鐵」儲藏在肝臟、骨髓及脾臟中，遇到出血等流失鐵的狀況時，就會釋放到血液中，作為機能鐵運作。

剩餘數個百分比的鐵會與肌肉成分結合，進行氧的搬運及儲藏，並與代謝反應有關。

如果鐵不足，就無法將氧送到全身，會使臉色變得蒼白，引起缺血性貧血、暈眩、頭昏眼花及心悸等，除此之外還會使注意力不集中、體溫調節功能異常、免疫力及對感染的抵抗力降低等，造成身體各種機能的障礙，所以千萬要小心。

水煮罐裝海瓜子

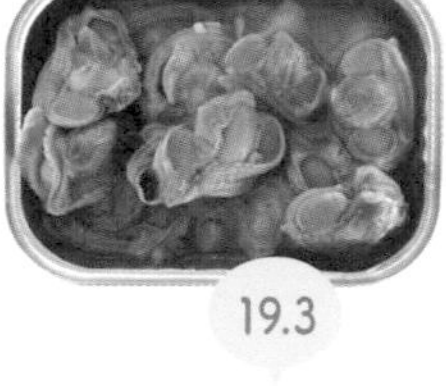

19.3

1/2罐=65g

豬肝

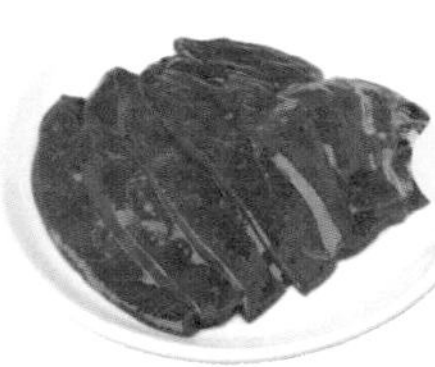

10.4

80g

含量豐富的食品　每1份的含量（mg）

缺鐵性貧血與貧血

雖然經常會說「鐵不足＝貧血」，但其實貧血依照發生原因可分為不同的種類。「缺鐵性貧血」就如同它的名稱，指的是因鐵不足而引起的貧血，因為營養不均衡使鐵的攝取量不足，或是懷孕及哺乳期等使用掉大量的鐵而發生。

因體內的血液量太少而引起的稱為「貧血」。月經出血量變多，或是因為疾病而持續出血時，就很容易發生。

紅血球的壽命大約是一百二十天，衰老的紅血球會在脾臟被破壞，而被破壞掉的紅血球中的鐵，會再被重複利用於紅血球的合成。攝取到體內的鐵幾乎不會被排泄到體外，鐵真是環保的營養素啊。

但是，如果體內的鐵量少，想當然儲藏鐵也會不足。缺乏儲藏鐵的小孩，還有特別像女性因為月經每個月都會流失鐵，懷孕或生產也是如此，本來就屬於容易貧血的族群，所以一定要更積極攝取才行！

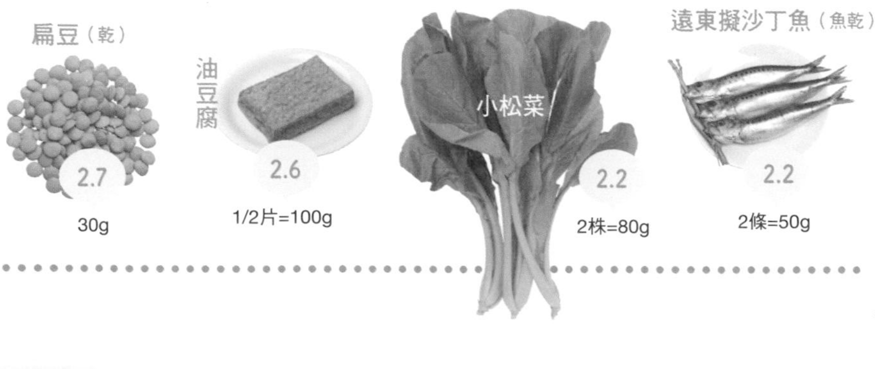

鐵分為兩種，吸收力不同？

說到鐵含量豐富的食品就是「肝臟」了。鐵在動物的肝臟及紅肉、貝類、小魚等中的含量很多，在植物方面就是黃豆、菠菜和小松菜等蔬菜。這些食物中所含的鐵可以分為「血基質鐵」與「非血基質鐵」，其中最大的不同就在於吸收力，血基質鐵大約比非血基質鐵高五倍。血基質鐵能夠從動物性食品，尤其是紅肉中有效攝取到，不過，肝臟中的視網醇含量豐富，所以在懷孕時要注意不要攝取過量。植物性食品及乳製品、蛋等則含有非血基質鐵，雖然吸收力低，但如果和維生素C一同攝取就能提高吸收力。

還有，在攝取非血基質鐵時，如果能同時攝取動物的肉或魚肉，就能促進非血基質鐵的吸收，可以提升攝取效率。可惜的是乳製品和蛋並沒有這方面的效果。

另外就是曾被稱為「鐵之女王」的羊栖菜。但這是以過去流傳下來的做法——用鐵鍋來蒸煮的時代的事了。現在幾乎都使用不鏽鋼鍋，因此已經不能稱為是「鐵之女王」了。用不鏽鋼鍋來料理的話，大約只有使用鐵鍋的九分之一而已。但羊栖菜仍舊是營養均衡的食品，所以還是希望大家能食用以羊栖菜做的料理。而若是透過補給品攝取了過量的鐵，則會產生活性氧，所以就著重從一般飲食中攝取吧。

如果攝取過量……

在普通飲食生活中並不會引發過多症。若是服用非血基質鐵劑或無機鐵劑，則容易引發腸胃症狀及便秘。

菲力牛排肉

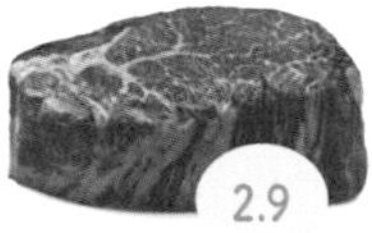

1片=120g

含量豐富的食品　每1份的含量（mg）

鈉與氯

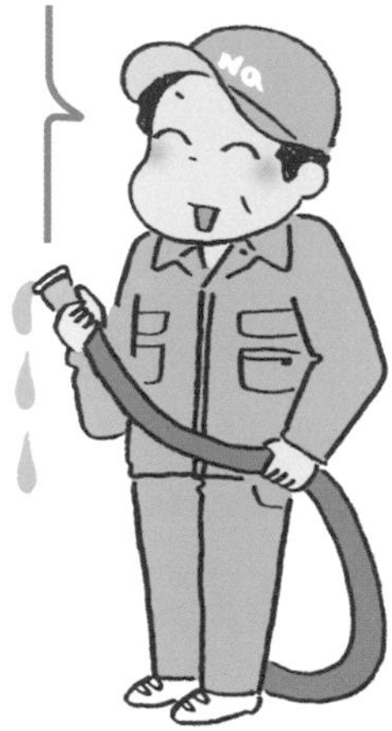

鈉與氯

帶著水管的作業員。如果增加過量，街道會淹水引發大混亂。

最親近的礦物質

「鈉」與「氯」。聽起來感覺很困難嗎？不會的，這可是與我們最親近的礦物質。水煮蛋會加鹽來吃對吧？沒錯，它就是各種料理都不可或缺的「鹽」喔。大家吃了鹽之後，這些鹽幾乎全部都會變成「鈉」和「氯」，快速被身體吸收，也就是說，人類是透過吃鹽來攝取鈉和氯的，鹽就是所謂的「氯化鈉」。

汗及淚水有點鹹鹹的對吧？這就是因為人體內含有鹽。成人體內大約含有一百公克的鈉。

進入身體裡的鹽，有百分之九十八會作為尿液被排泄出去，但如果長期鹽分攝取過多，會導致水腫及血壓上升，而引起慢性病。這是因為鈉和氯會進行體內水分調節，控制細胞與細胞之間的細胞間液，以及環繞體內的血液量。雖然我們常說「不能攝取過多鹽分」，鹽分經常被視為不好的東西，卻是人體所不可缺少的礦物質。

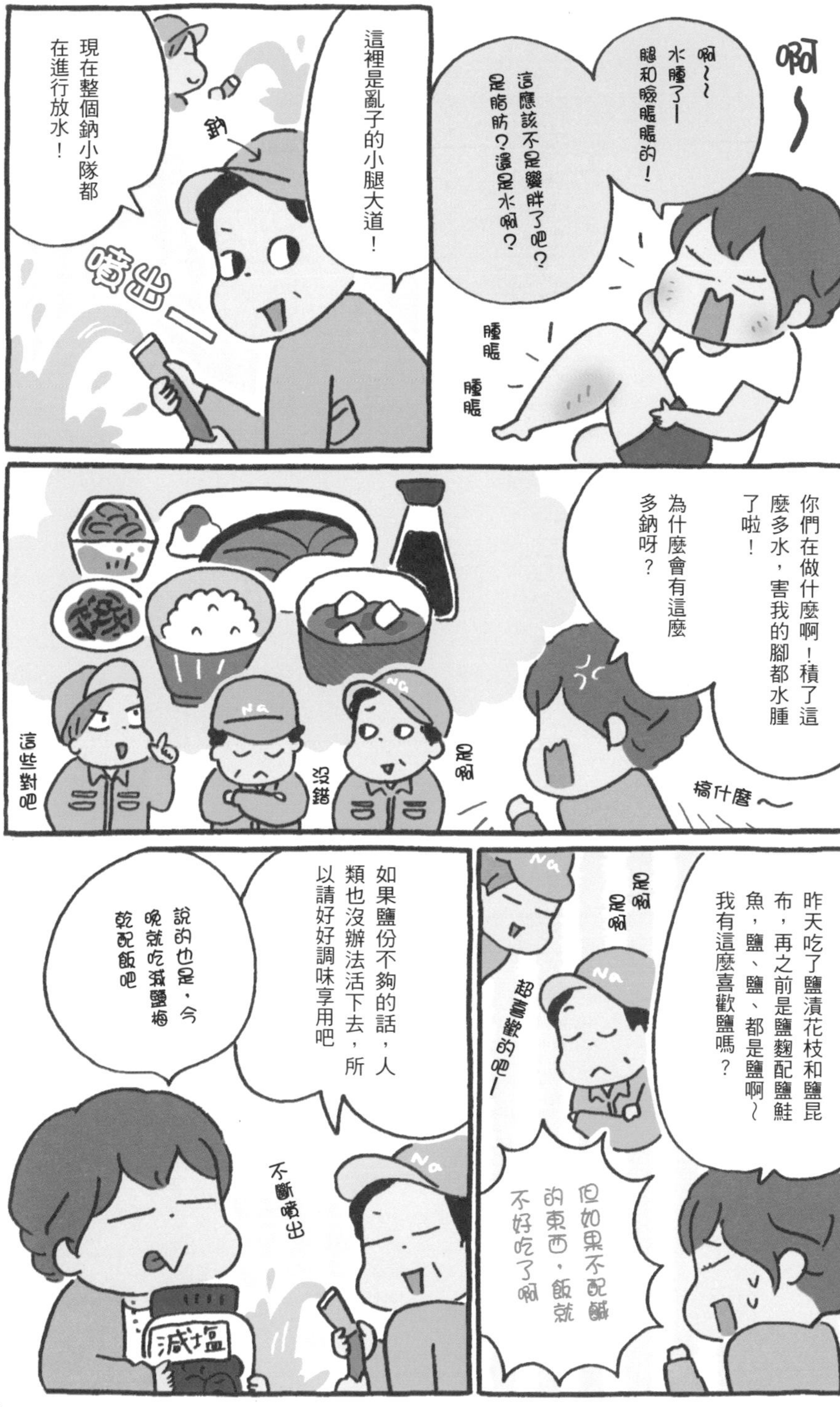

啊～
啊～～水腫了——腿和臉脹脹的！
這應該不是變胖了吧？是脂肪？還是水啊？
腫脹
腫脹
這裡是亂子的小腿大道！
鈉
現在整個鈉小隊都在進行放水！
噴出——
你們在做什麼啊！積了這麼多水，害我的腳都水腫了啦！
為什麼會有這麼多鈉呀？
搞什麼～
是啊
沒錯
這些對吧
昨天吃了鹽漬花枝和鹽昆布，再之前是鹽麴配鹽鮭魚，鹽、鹽、都是鹽啊～我有這麼喜歡鹽嗎？
是啊
是啊
超喜歡的吧——
但如果不配鹹的東西，飯就不好吃了啊
如果鹽份不夠的話，人類也沒辦法活下去，所以請好好調味享用吧
說的也是，今晚就吃減鹽梅乾配飯吧
不斷噴出
減塩

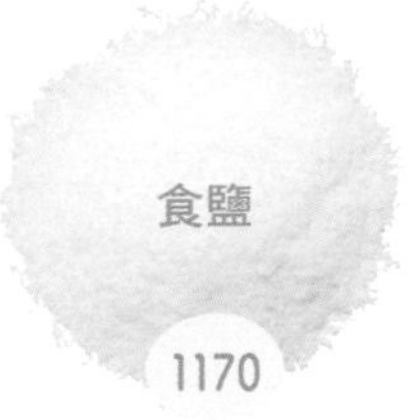

1/2小匙=3g

生肉
990
3片=45g
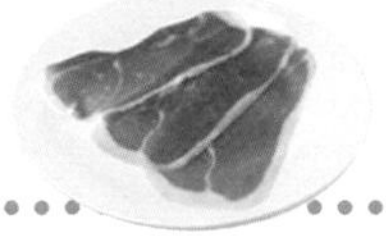

梅干（鹽漬）
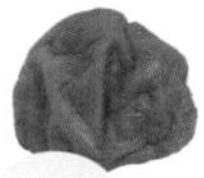
870
1顆淨重=10g

750
2條=50g
遠東擬沙丁魚（魚乾）
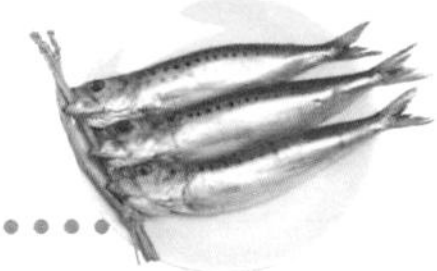

適當「調味」讓料理更好吃

鹽讓我們能夠將鈉與氯攝取到體內。據說日本是在大約三千年前、繩文時代末期開始使用鹽的。在進行狩獵生活時，主要是從肉食動物攝取鹽分，而開始農耕生活後，主食變成米及小米等植物，就發生了身體鹽分不足的狀況。直到現在，鹽已經是一種重要的調味料了。

說到調味料，料理時常說的「sa、shi、su、se、so」指的就是「砂糖（satou）、鹽（sio）、醋（su）、醬油（syouyu）、味噌（miso）」。這是做料理，特別是日式料理時添加調味料的順序。我們平常在吃的料理就是用這些基本的調味料來增加風味的，其中能讓人感受到鹹味的就是鹽了，在醬油和味噌中也含有鹽喔。另外，鹽不僅能調味，還能帶出食材的鮮味、甜味及水分、防止腐敗及氧化等，具有許多能幫助料理的功用。在鹽煮、鹽拌，或是烤魚時撒鹽等料理的前處理上也經常使用到，鹽真是以各種形式幫助了我們的生活啊！

鹽的使用量非常精妙，甚至有「會用鹽就是會料理」的說法。鹽量太多或太少都不行。希望大家都能夠適當「調味」。這樣不但能使料理變好吃，身體也能維持剛剛好的健康狀態。

鈉是高血壓的敵人？

鈉除了調節水分之外，也會調節pH值，人體的pH值會顯示體內水分的性質偏向鹼性或酸性。人體基本上呈現弱鹼性，如果偏向強酸性，就會造成呼吸困難。鈉也負責對這部分進行微細地調整。

那麼攝取過多鹽分會怎麼樣呢？血液等體液的濃度變高，為了維持一定濃度，身體就會想得到水分。回想一下，吃完很鹹的拉麵之後會想要喝水吧？這樣一來，體液的量就會增加而使血壓升高，還會對負責將體液形成尿液排泄出去的腎臟造成負擔，結果導致水腫、高血壓、腎臟病和心臟病。尤其是高血壓的人要盡可能避免鹽漬食物、使用鹽分的發酵食品、味道濃厚的食物和外食，減少鹽分，用醋或檸檬汁的酸味來調味也很不錯。

相對地，鹽分不足會產生的狀況，請回想一下激烈運動而大量流汗的情形，會造成脫水症狀（口渴、噁心、頭痛等）、食慾不振及頭昏眼花。

適當地攝取鹽分，均衡食用各種食材才是最好的。

如果攝取過量……

一般飲食生活容易攝取過量。攝取過多的鈉會造成高血壓等慢性病，另外據說也會提高胃癌的風險。

含量豐富的食品　每1份的含量（mg）

即食中華麵（非油炸）
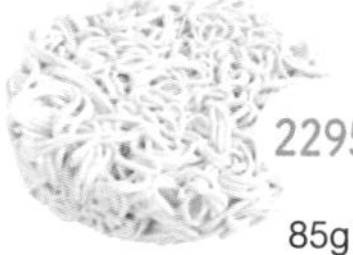
2295　85g

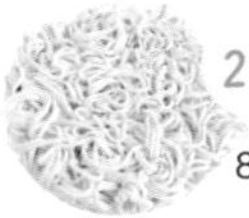
2160　80g
中式即食杯麵（油炸）

鉀

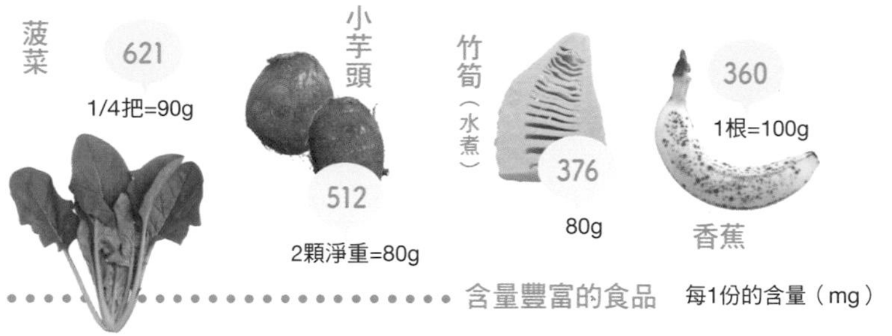

含量豐富的食品　每1份的含量（mg）

鹽分攝取過量的話，就用鉀來解決吧

不只是亂子，因為水腫而煩惱的人應該很多吧？雖然原因有很多種，但如果是因攝取過多鹽分、水分而水腫的話，或許鉀能夠幫上忙喔。

鉀具有將體內多餘水分排出的功用，只要把它想成是和增加水分的鈉具有相反性質就可以了。人類的細胞具有藉由排出進入細胞內的鈉，或攝入鉀來維持平衡的功能，這稱為「鈉鉀幫浦」，能夠使體內的水量維持一定，並藉此調整血壓。另外還包括神經傳導、肌肉收縮、生成賀爾蒙、調整滲透壓……等等，與各方面都有關聯，總之對人類而言是非常重要的功能。

因為鉀和鈉會彼此相互作用，所以均衡攝取非常重要，但是，現代飲食生活容易攝取過量的鈉，因此要多留意攝取鉀比較好。健康的人即使攝取過多也會排泄到尿液中，所以不需要擔心攝取過量喔。

鉀
將鈉所增加的過多水分，用海綿和水桶來排除的救難隊。

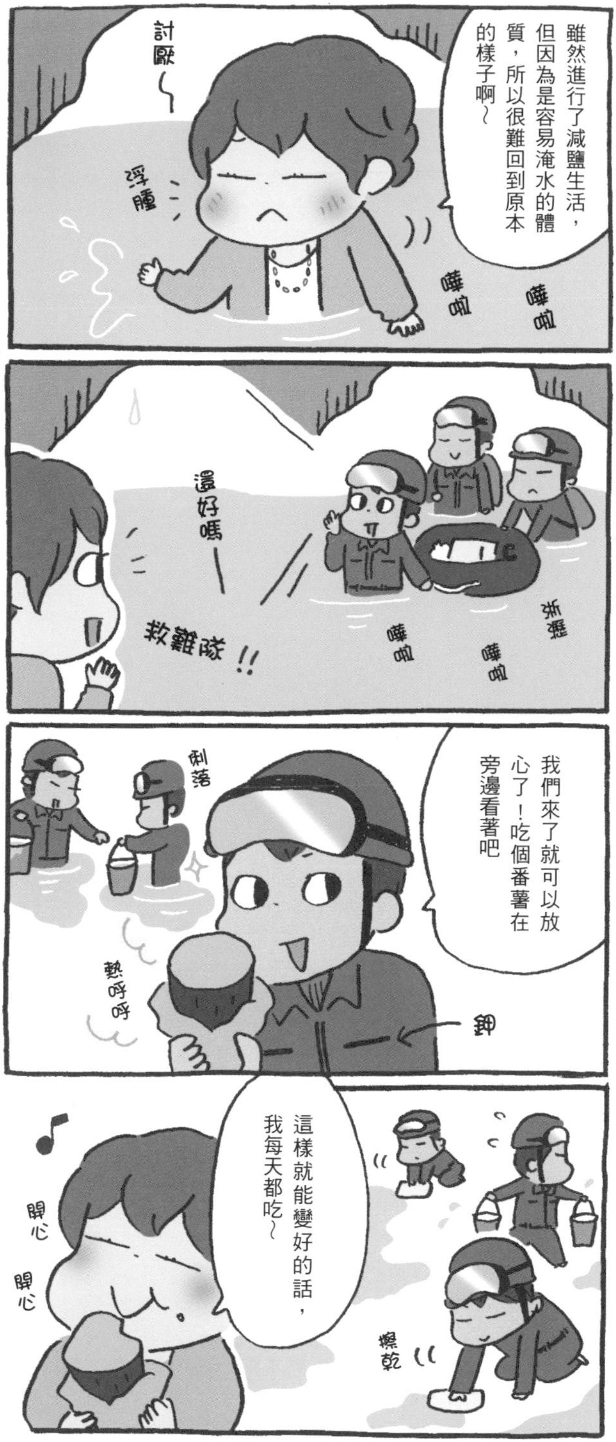
雖然進行了減鹽生活，但因為是容易淹水的體質，所以很難回到原本的樣子啊～
討厭～
浮腫
嘩啦
嘩啦
還好嗎
救難隊!!
嘩啦
嘩啦
我們來了就可以放心了！吃個番薯在旁邊看著吧
俐落
熱呼呼
鉀
這樣就能變好的話，我每天都吃～
開心
開心
擦乾

注意攝取方式

如果有腎功能障礙，一部分患者會有因攝取鉀而導致高鉀血症的危險性，所以必須限制鉀的攝取。

芋薯類、蔬菜及水果中的含量豐富，但容易因烹煮方式而溶到湯汁裡，所以推薦做成能夠連同湯汁整個吃掉的料理。當然，直接生吃也可以。至於鹽分容易過高的味噌湯，建議大家可以放入鉀含量豐富的蔬菜均衡一下。

磷

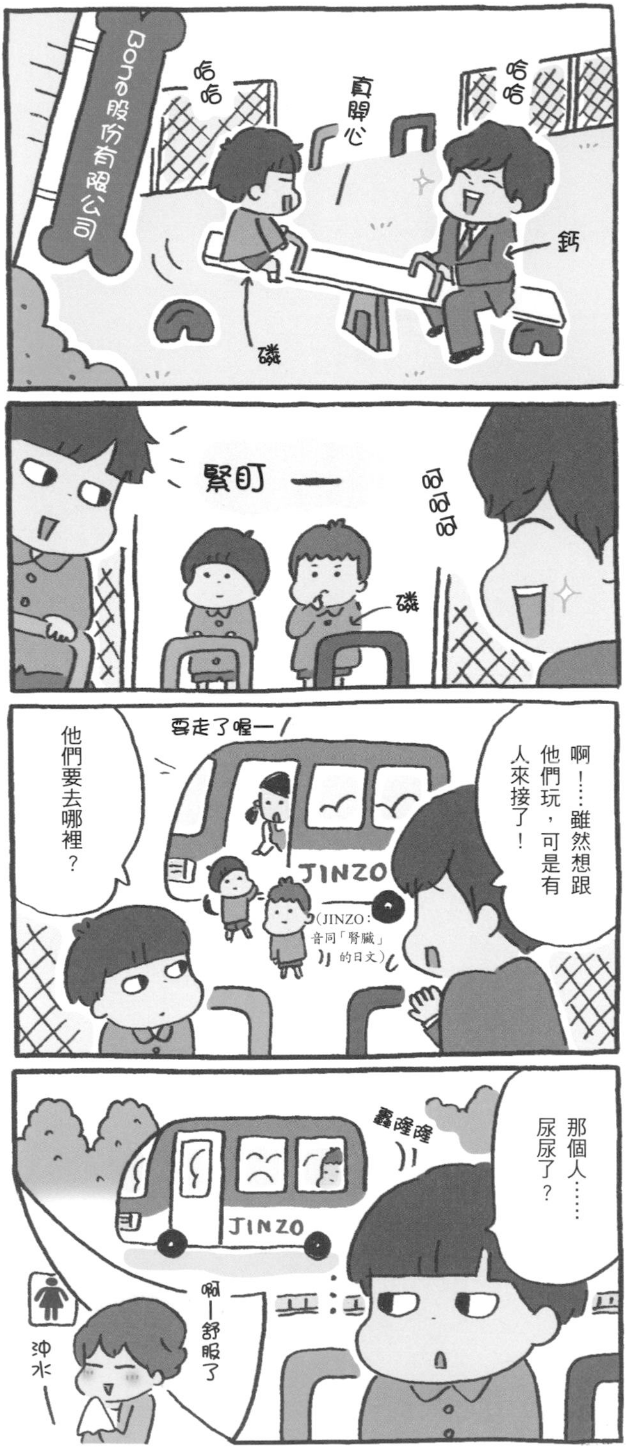

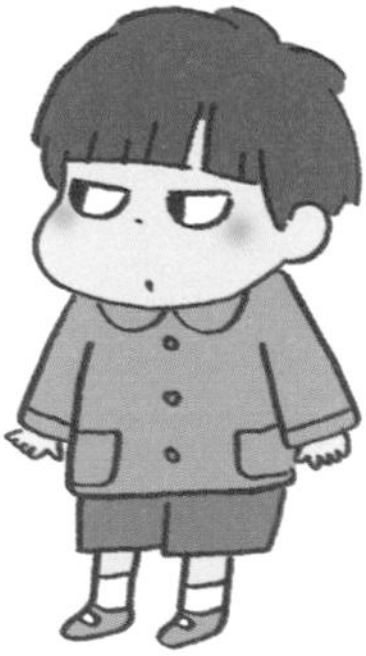

磷

喜歡惡作劇的小小孩。一個鈣只能應對一個磷。

和鈣之間的平衡非常重要

「磷」是骨骼及牙齒的材料，為了打造強韌的身體而努力工作著。成人體內大約有七百八十公克的磷，其中大約百分之八十五是作為骨骼及牙齒的組成成分與鈣同時存在。體內的磷量是藉由排泄到尿液中來維持平衡，腎臟如果不運作，磷就無法順利排泄，因此會引起高磷血症，另外也會參與能量製造，在細胞膜發揮作用，支援腦部及神經順利運作。

磷含量豐富的食物有肉、魚及黃豆等蛋白質類，而身體最容易進行吸收的磷與鈣的比例據說是一比一。

因為各式各樣的食物中都普遍含有磷，所以很少發生不足的狀況，但是如果不足，血液中的含量減少，就可能會引起神經的疾病。

與此相比，較令人擔心的是攝取過量。因為磷常被使用於即食食品及飲料中，所以一不小心就可能攝取過量。如此一來，會使鈣及鐵的吸收變差，導致骨質疏鬆症或腎臟病。雖然建議均衡、等量攝取磷和鈣，但因為容易攝取到過量的磷，所以需要吸收鐵的貧血患者、處於骨骼成長重要時期的十幾歲年輕人、骨量容易不足的高齡者，一定要特別注意。

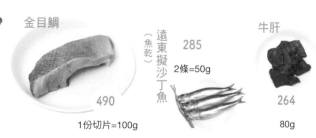

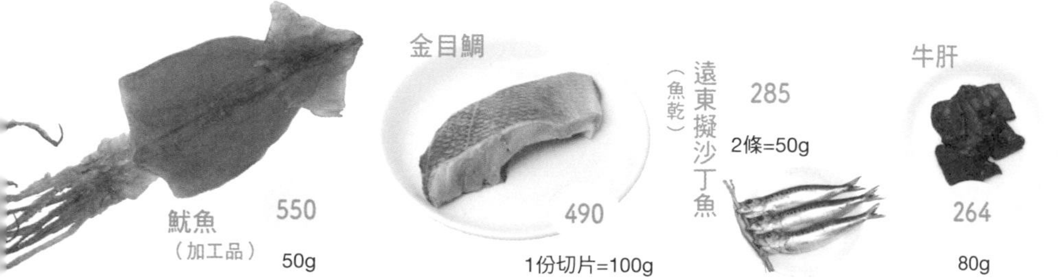

含量豐富的食品　每1份的含量（mg）

鋅

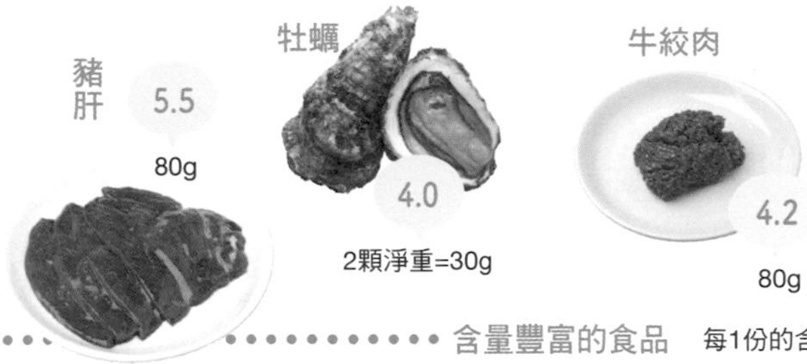

含量豐富的食品　每1份的含量（mg）

為了感受「美味」的礦物質

「鋅」和鐵同樣，都不禁讓人感嘆「體內竟然存在著這樣的物質啊！」百分之九十五的鋅存在於細胞內，作為一百種以上的含鋅酵素發揮功用。成人體內大約含有二・三公克的鋅，鋅是製造新細胞所必需的酵素成分，能夠活化新陳代謝、製造能量，並保護身體不受病毒傷害。此外，鋅也會製造位於舌頭表面的味蕾細胞喔。根據字典，味蕾是指「脊椎動物的味覺受器。由存在於舌頭上面的味覺細胞和支持細胞所組成，係呈現花蕾狀的微小器官。人類據說有一萬個味蕾，並由個別不同的味蕾接收甜、酸、苦、鹹的味道。」這些細胞大約經過兩週就會重新生成，很令人驚訝吧！如果鋅不足，會造成味覺異常、食慾不振、成長障礙及皮膚炎等，吃了最喜愛的食物，卻感覺不到「好好吃！」，沒有什麼事比這還要令人哀傷的了。如果變得不太能感覺到味道，就會喜歡吃味道濃厚的東西，反而對身體有不好的影響。

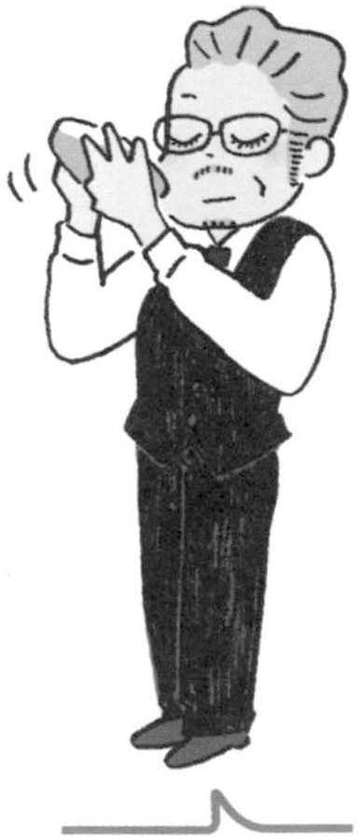

鋅

帥氣的調酒師。味覺敏感，很了解好吃的東西。

如果攝取過量……

長期大量攝取鋅，會阻礙銅的吸收而造成貧血，或是引發胃部不適。

另外，活化男性荷爾蒙及女性荷爾蒙的生成，也是鋅的工作，不足的話，會造成掉髮及肌膚乾燥，健忘的狀況也會變嚴重。

鋅在肉、牡蠣等魚貝類、堅果種子、穀類等食物中含量豐富，記得和維生素A一起攝取，就能提升功效喔。

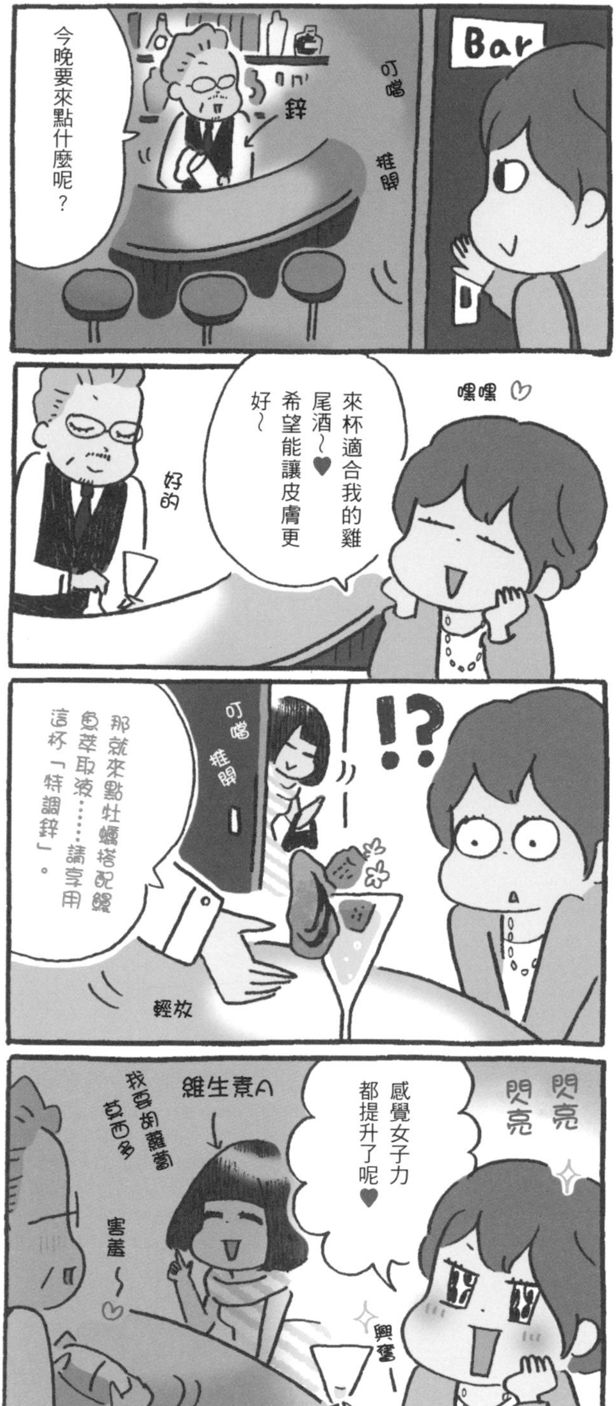
Bar
叮噹
推開
鋅
今晚要來點什麼呢？
嘿嘿♡
來杯適合我的雞尾酒～♥希望能讓皮膚更好～
好的
!?
叮噹
推開
那就來點牡蠣搭配鰻魚萃取液……請享用這杯「特調鋅」。
輕放
閃亮
閃亮
感覺女子力都提升了呢♥
維生素A
我要胡蘿蔔莫西多
害羞～♡
興奮～

硫

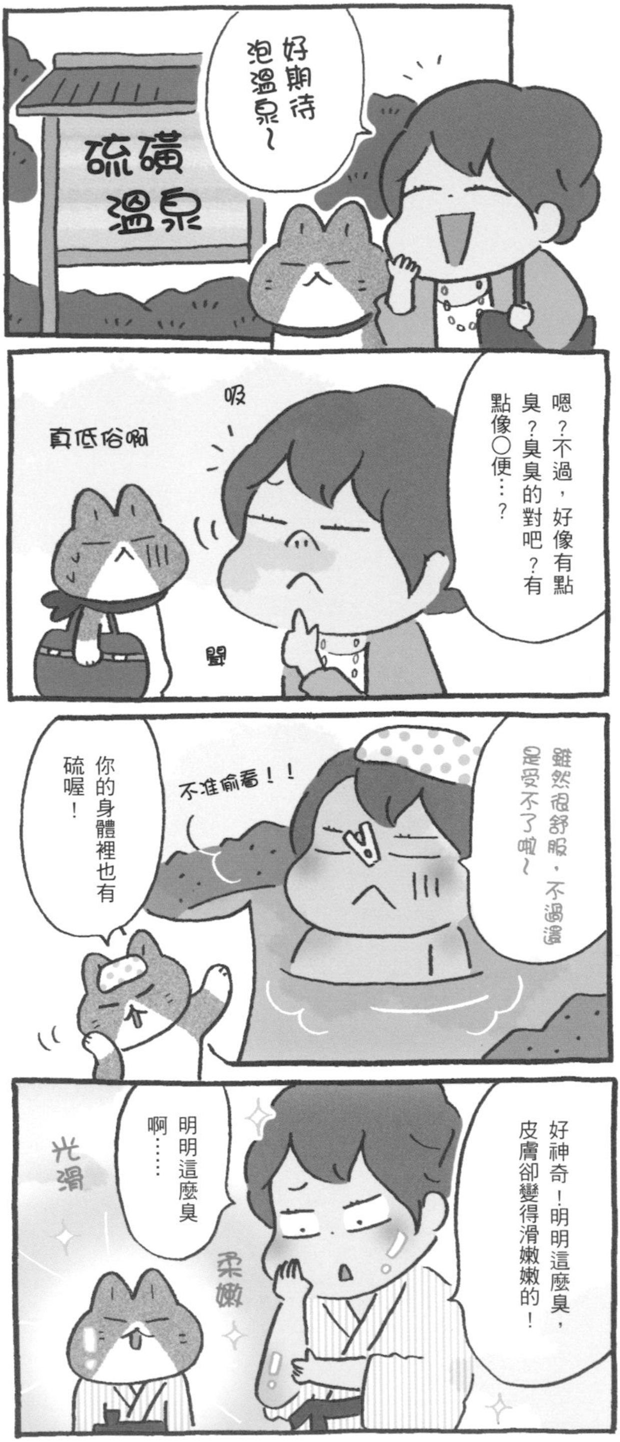
硫磺溫泉
好期待泡溫泉~
嗯?不過，好像有點臭?臭臭的對吧?有點像○便…?
吸
真低俗啊
雖然很舒服，不過還是受不了啦~
不准偷看!!
你的身體裡也有硫喔!
好神奇!明明這麼臭，皮膚卻變得滑嫩嫩的!
明明這麼臭啊……
光滑
柔嫩

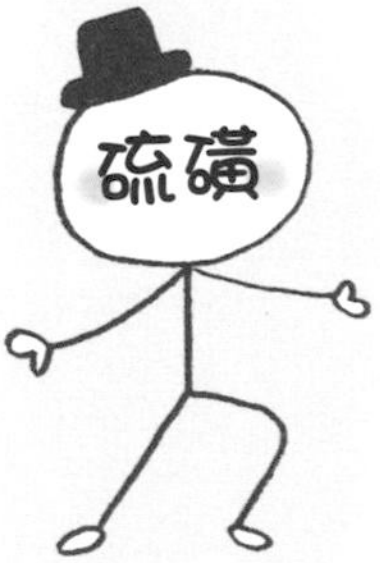
硫磺

硫

存在於各種場所，但因為太小所以看不到。會散發獨特的氣味。

從蛋白質中攝取

硫磺？硫磺溫泉？好想去呀！而確實這個「硫」，就是組成身體所不可或缺的必需礦物質之一，大部分得由食品的蛋白質中攝取，硫並不會單獨存在於體內，而是作為甲硫胺酸及半胱胺酸等含硫胺基酸的成分被吸收。含硫胺基酸是形成指甲、頭髮、皮膚及軟骨的成分，如果不足的話，可能會引起指甲變脆、掉髮、皮膚炎、長斑點、關節脆弱等症狀。硫會與維生素B_1及泛酸結合形成輔酶，並協助醣類及脂質的代謝。

此外，硫還具有解毒作用，能夠防止有害礦物質的累積，因此預期對青春痘及足癬也有效果。雖然幾乎不會有攝取過多的狀況，但大量攝取補給品可能會造成動脈硬化、嘔吐、頭暈、白血球增加等情形，所以還是要小心。

富含硫的食品為雞蛋、肉類、魚貝類等動物性蛋白質，牛奶及小麥中也有。只要以一般方式攝取蛋白質就能獲得足夠的需要量，因此在飲食攝取基準中並沒有硫的項目。在食用肉類時，搭配菠菜、青花菜、洋蔥等蔬菜類，就能夠有效攝取。

check point

對成人的痘痘有反效果？

硫因為能夠抑制皮脂分泌，所以對青春期的痘痘有功效，但對於成人的痘痘可能造成反效果。肌膚乾燥反而更促使皮脂分泌，而導致毛孔阻塞。

銅

協助鐵發揮功用

說到「銅」就想到十元日幣？嗯，正確來說十元日幣是由百分之九十五的銅，再加上鋅、錫而形成的青銅。

我們體內大約含有七十二毫克的銅，十元日幣的重量是四．五克，這樣就能想像有多微量了吧。攝取到身體裡的銅幾乎都會在小腸被吸收，再送到肝臟儲藏，接著在肝臟合成叫做血漿銅藍蛋白的銅結合蛋白，並送到體內各個組織，大部分的銅會與膽汁一起分泌至小腸，和糞便混合排泄出去。

銅的主要功用，是負責協助鐵成為紅血球的血紅素材料。銅和蛋白質接在一起，蛋白質才能將鐵運送到身體的各個角落。另外，對於能夠抑制引發慢性病的活性氧的抗氧化酵素，銅也會作為其輔酶發揮作用。

富含銅的食品為牛、豬、雞等的肝臟以及魚貝類，植物性食品中則幾乎不含有銅。由於是微量礦物質，因此一般飲食生活不會造成不足的情況，而即

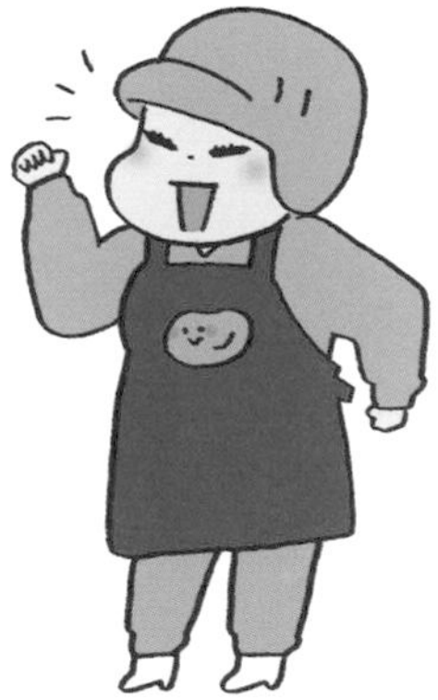

銅

在血液工廠工作的作業員。協助製造血液。

蝦蛄

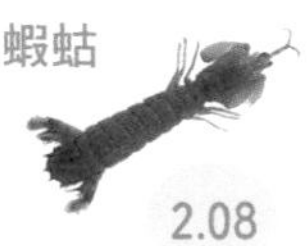

2.08

2條=60g

飯鮹

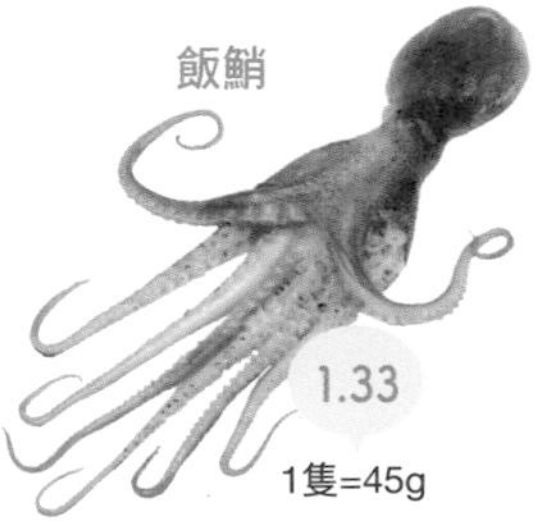

1.33

1隻=45g

螢烏賊

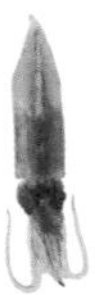

1.03

3隻=30g

含量豐富的食品　每1份的含量（mg）

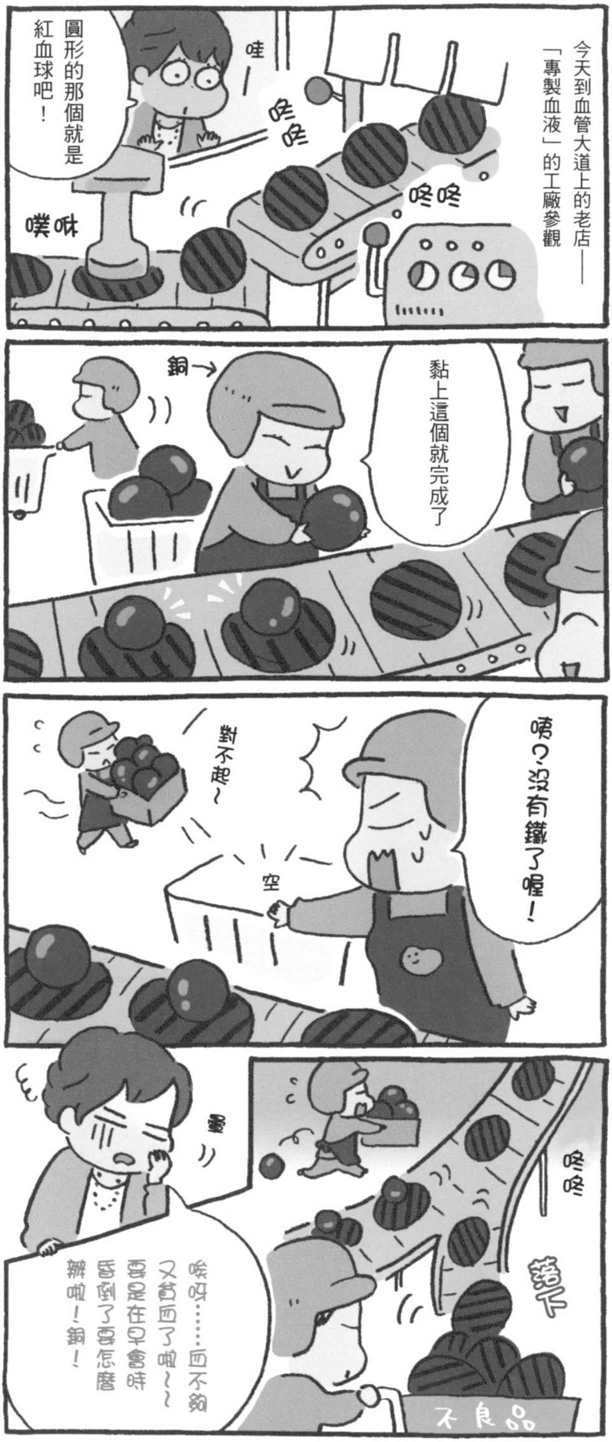
今天到血管大道上的老店「專製血液」的工廠參觀——
哇
圓形的那個就是紅血球吧！
咚咚
咚咚
噗哧
銅→
黏上這個就完成了
咦？沒有鐵了喔！
對不起~
空
唉呀……血不夠又貧血了啦~~要是在早會時昏倒了要怎麼辦啦！銅！
咚咚
落下
不良品

使從食物中攝取了很多，也會直接被排泄出去，所以不用擔心發生過多症。但是如果不足，將氧送至全身的運送量就會變少，容易造成貧血或頭暈。因為銅也能夠使血管和骨骼具有彈性，不足的話，也可能導致動脈硬化及骨質疏鬆症。女性及容易貧血的人要特別注意。

牛肝

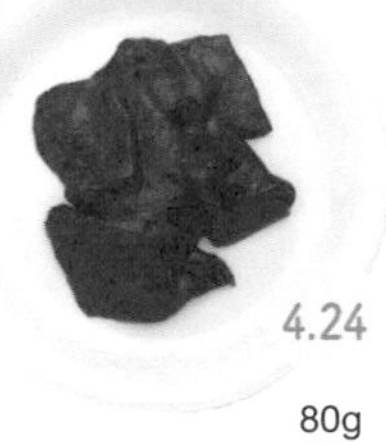

4.24

80g

碘

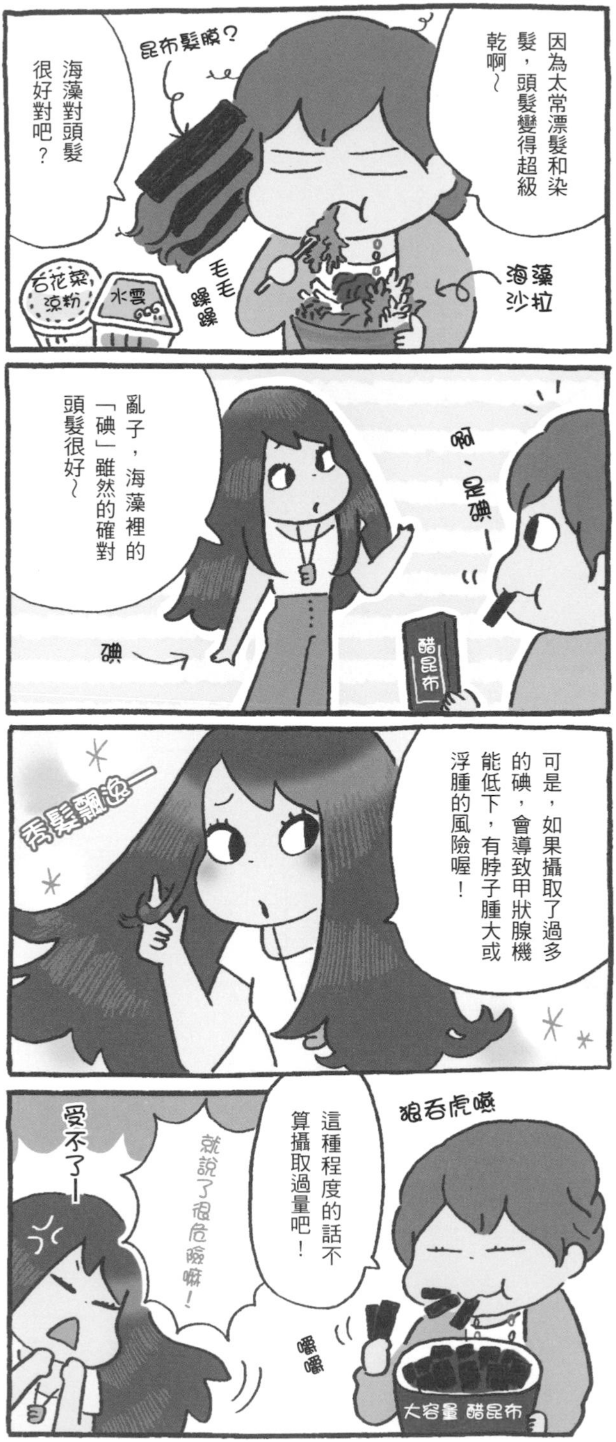

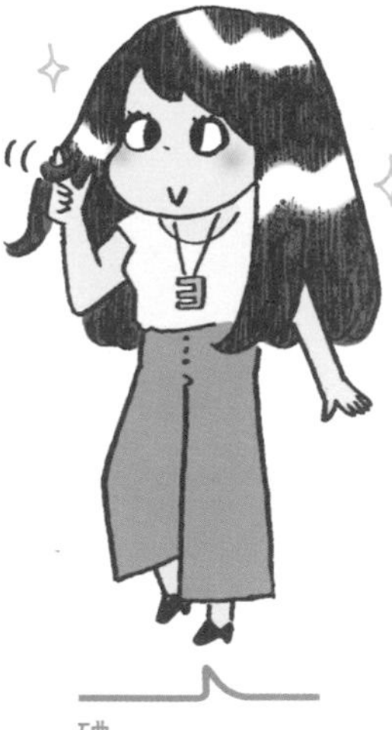

碘

漂亮的姊姊，有著一頭烏黑亮麗又清爽的長髮。

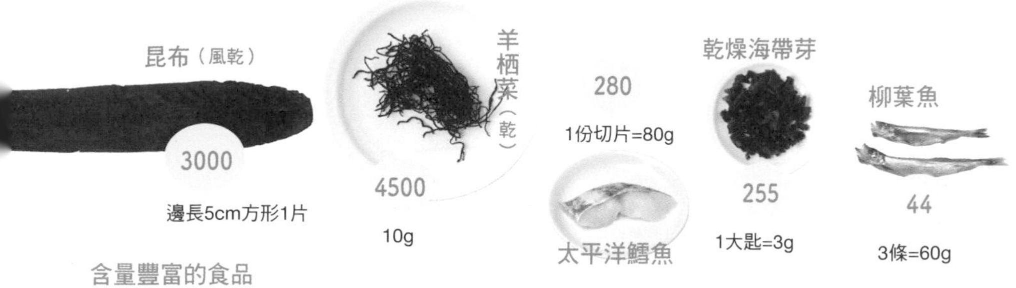

含量豐富的食品

每1份的含量（μg）

幫助維持美麗秀髮

「甲狀腺」是位於喉結下方，負責分泌甲狀腺荷爾蒙的臟器。「碘」是形成甲狀腺荷爾蒙的材料，成人體內大約含有十三毫克，大部分都存在於甲狀腺，人體對食物中含有的碘的吸收力很高，幾乎所有的攝取量都會被吸收到體內，並運送至甲狀腺，也幾乎全都會排泄到尿液中。

以碘作為材料的甲狀腺荷爾蒙，會促進全身細胞的新陳代謝。可維持頭髮美麗清爽，並協助成長期孩童的發育、產生能量、調節體溫、活化腦部、心臟及腎臟功能。

但是，如果每天持續食用大量昆布，而導致碘攝取過量的話，也有導致甲狀腺發生問題的風險，也就是有可能造成甲狀腺功能低下或甲狀腺腫。

發生疾病的原因雖然不一定是大量攝取碘所造成的，但如果覺得甲狀腺有腫脹的狀況，就去看醫生吧。

因為海水中存在大量的碘，所以海鮮產品及魚貝類中也含有碘，被視為對頭髮很好的昆布和海帶芽中的碘含量也很豐富喔。

硒

保持身體年輕不受毒素傷害

「硒」這個詞大家可能不太熟悉，但它是具有能夠預防細胞老化的優秀功效的礦物質之一喔。硒是被稱為「麩胱甘肽過氧化酶」的酵素的組成成分，這個酵素能夠去除導致老化的過氧化酵素。成人體內大約含有十三毫克的硒，由小腸上部吸收，並透過排泄到尿液中來調節含量。

細紋和白髮增加，或是血管脆化導致疾病時，麩胱甘肽過氧化酶會全力去除活性氧來防止老化。

另外，硒會與硫、砷、鎘、汞等產生拮抗作用，具有保持身體年輕不受毒素傷害的能力。近年來因預期具有強化免疫功能、防止感染及癌症的效果而受到關注。

許多國家的土壤中含有適量的硒，因此一般飲食不需要擔心有缺乏症的狀況。硒在食品中會與蛋白質結合，在鮟鱇魚肝、鱈魚子、鰹魚、太平洋黑

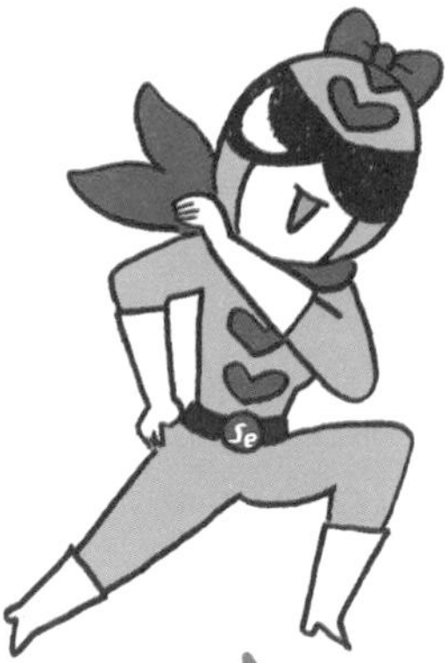

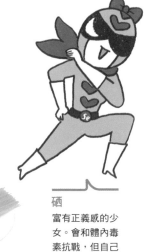

硒

富有正義感的少女。會和體內毒素抗戰，但自己也會被消耗掉。

赫氏鰈

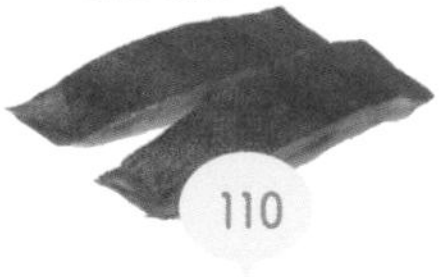

110

1份切片=100g

太平洋黑鮪紅肉

99

生魚片6份切片=90g

義大利麵（乾）

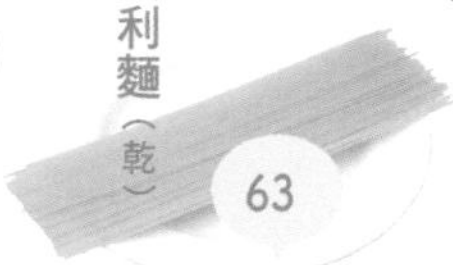

63

1盤=100g

含量豐富的食品　每1份的含量（μg）

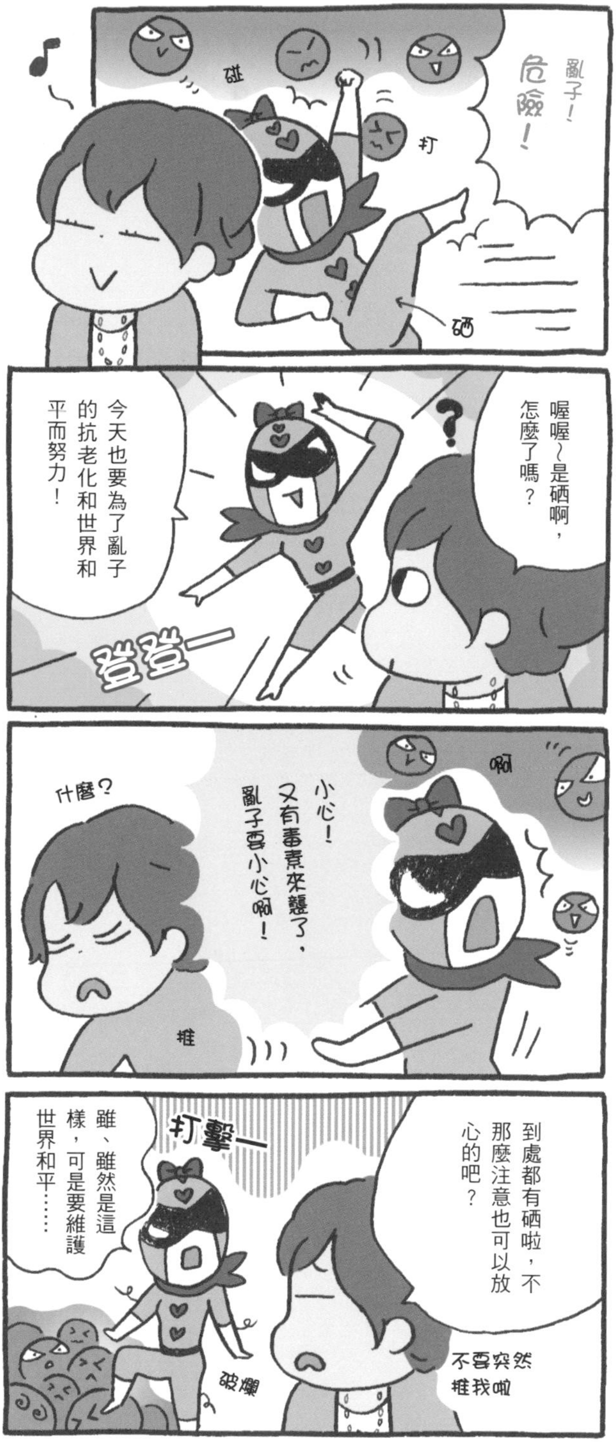
亂子！
危險！
碰
打
硒
喔喔~是硒啊，怎麼了嗎？
？
今天也要為了亂子的抗老化和世界和平而努力！
登登一
啊
小心！又有毒素來襲了，亂子要小心啊！
什麼？
推
到處都有硒啦，不那麼注意也可以放心的吧？
不要突然推我啦
打擊一
雖、雖然是這樣，可是要維護世界和平……
破爛

鮪、松葉蟹等魚貝類，以及豬肝、蛋、扁豆等食物中含量豐富。如果和具有防止老化能力的維生素C及維生素E等營養素一起攝取，抗氧化作用的效果也會加倍喔。

雖然幾乎不會發生攝取量過多的狀況，但如果攝取過量，會導致掉髮、指甲變形或免疫功能降低，在攝取補給品時要特別注意才行。

如果攝取過量……

在土壤硒濃度高的地區，會發生掉髮及指甲變形等慢性硒中毒的症狀。在日本、台灣幾乎不可能發生過多症。

錳

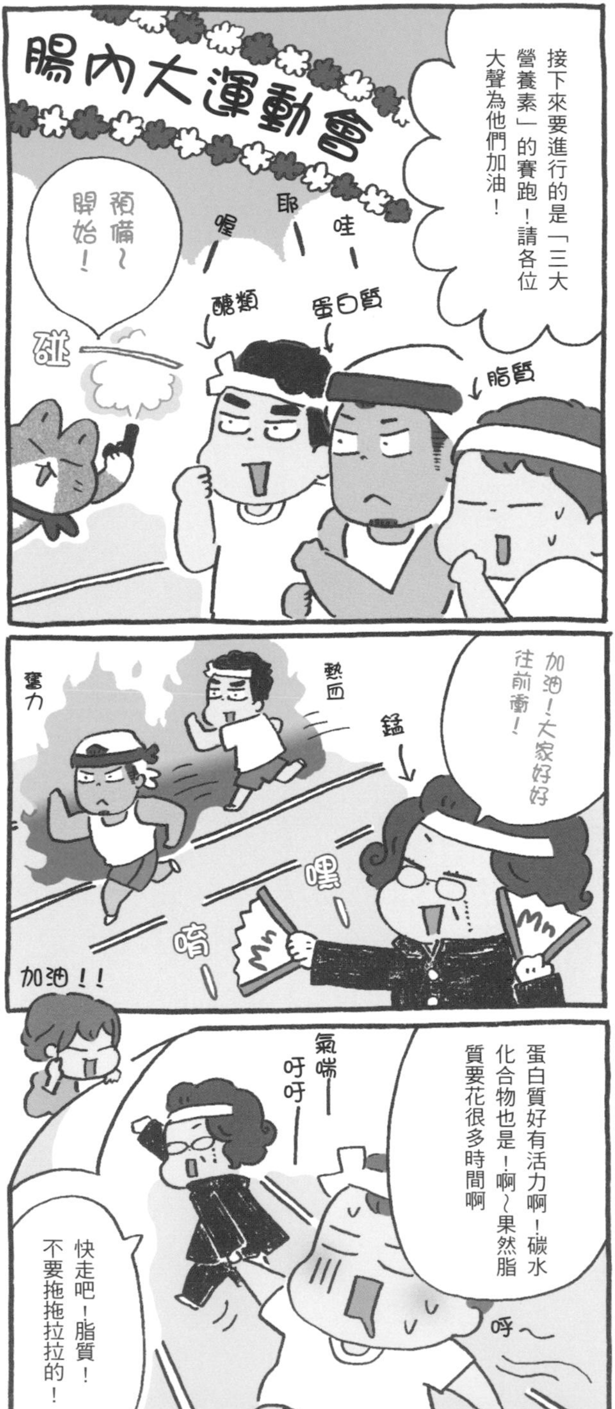

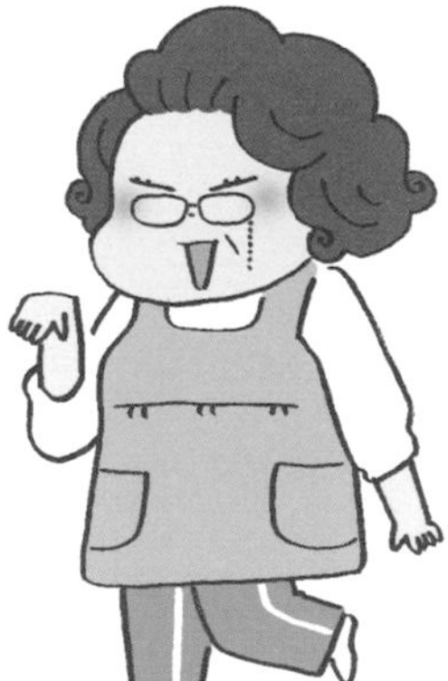

錳

愛多管閒事的婆婆。職業是保母，在舉辦城鎮大運動會時負責擔任加油隊長。

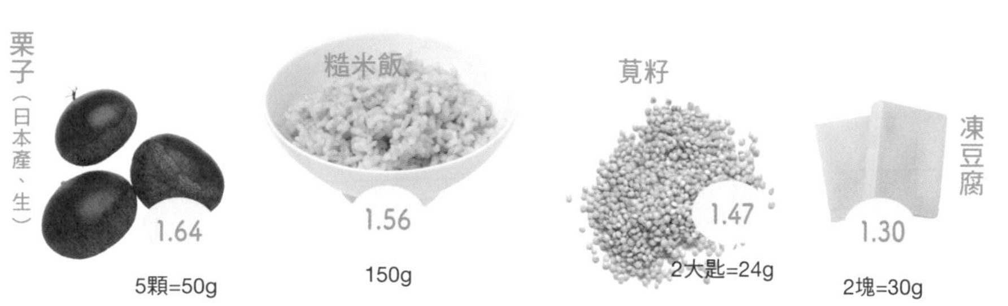

含量豐富的食品　每1份的含量（mg）

被稱為「愛情礦物質」

「錳」是廣泛存在於肝臟、胰臟、腎臟、頭髮等體內組織及臟器中，特別是在骨骼中含量豐富的礦物質之一，成人體內大約含有十二毫克。錳會協助發育期的骨骼成長，並作為與合成蛋白質及DNA有關酵素的輔酵素，與成長及生殖有關連，因此被稱為「愛情礦物質」，也會幫助將三大營養素轉換成能量，以及體內各種代謝進行。

錳和硒一樣都是土壤中含有的礦物質。茶、穀類、松子等堅果類以及植物性食品中的含量豐富。食物中的錳會被胃液的鹽酸溶解，由小腸上部吸收，其吸收率相當少，僅有數個百分比，但因為需要量也很少，所以不用太擔心發生不足的狀況。被吸收的錳會被送到肝臟，作為各種酵素的輔酵素發揮作用，並且大部分會透過膽汁或胰液排出到腸管內。

如果缺乏的話，會發生成長障礙或骨骼發育不全、生殖功能障礙、低膽固醇血症、凝血蛋白質異常、醣類及脂質代謝異常的狀況。相反地，攝取過量則可能會出現神經症狀，嚴格執行素食主義的人必須特別小心。

近年來作為「超級食物」而廣為人知的藜麥，以及叫做「莧籽」的小顆穀類中的錳含量也很豐富，做成米飯和麵包來食用也很不錯喔。

鉬

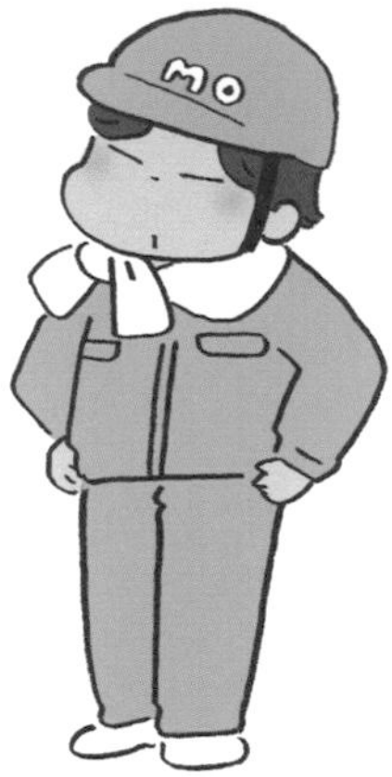

鉬
製造尿酸的作業員。在手推車上堆放了許多星形的「尿酸結晶」。

幫助分解嘌呤

接下來要介紹的是「鉬」，連續出現了幾個不太熟悉的名稱呢。它是成人體內含有的礦物質之一，約為九・三毫克，特別在肝臟、腎臟及腎上腺的含量豐富。

鉬的主要功能是協助丟棄體內的「垃圾」，所謂「垃圾」是指老舊細胞以及能量燃燒後的殘渣，在肝臟會將這些轉換成尿酸，經過腎臟後作為尿液排出。鉬和製造最終的老舊廢物——尿酸，有很重要的關聯。另外也會促進脂質及醣類代謝形成能量，並使鐵更容易被利用以預防貧血。

鉬是很容易被吸收的礦物質，因此一般飲食生活幾乎不會發生不足或攝取過多的狀況，不需要擔心。富含鉬的食品包括納豆、豆腐及豆腐丸子等黃豆加工食品、堅果、牛及豬的肝臟、魚類及牛奶等，從各種蛋白質食品中都能攝取到。

大家有聽過「嘌呤」這個詞嗎？鉬還具有協助將嘌呤分解成尿酸，並排泄

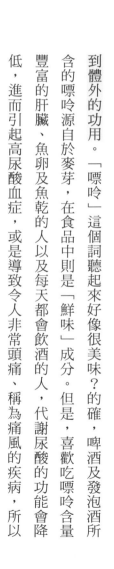

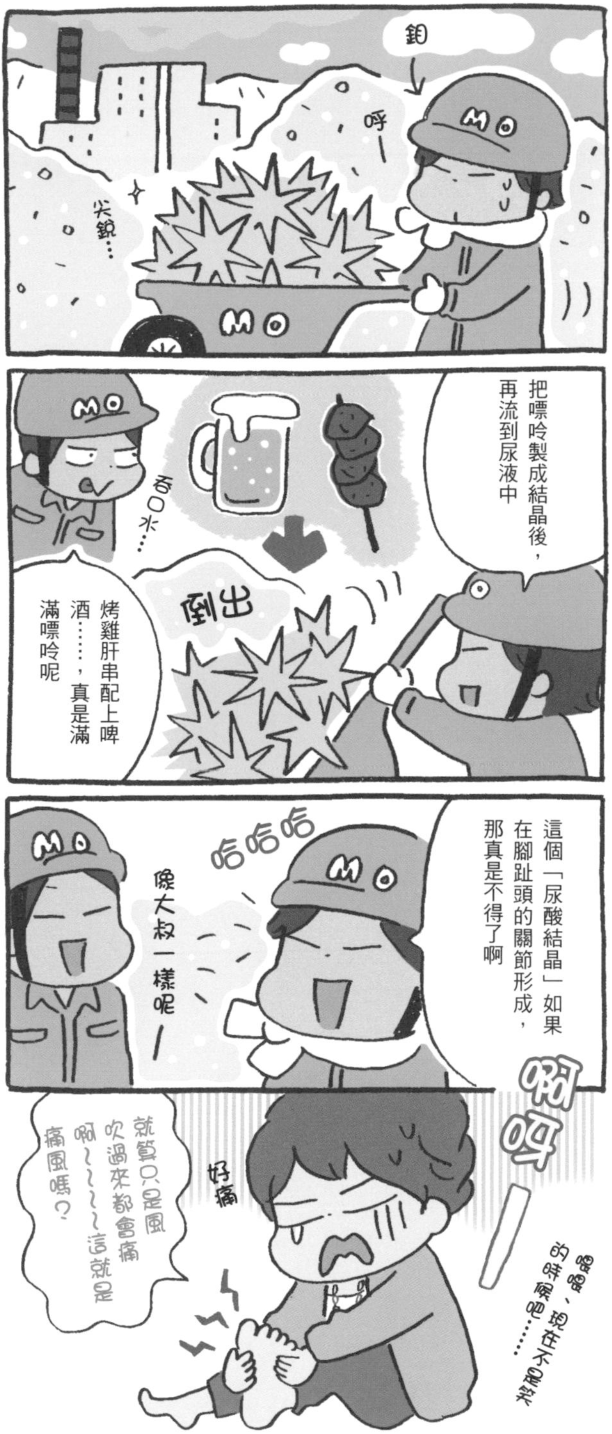
呼
尖銳……
把嘌呤製成結晶後，再流到尿液中
吞口水……
倒出
烤雞肝串配上啤酒……，真是滿滿嘌呤呢
這個「尿酸結晶」如果在腳趾頭的關節形成，那真是不得了啊
哈哈哈
像大叔一樣呢！
啊呀——
好痛
就算只是風吹過來都會痛啊～～～～這就是痛風嗎？
晶晶晶、現在不是笑的時候吧……

到體外的功用。「嘌呤」這個詞聽起來好像很美味？的確，啤酒及發泡酒所含的嘌呤源自於麥芽，在食品中則是「鮮味」成分。但是，喜歡吃嘌呤含量豐富的肝臟、魚卵及魚乾的人以及每天都會飲酒的人，代謝尿酸的功能會降低，進而引起高尿酸血症，或是導致令人非常頭痛、稱為痛風的疾病，所以要特別注意。

鉻

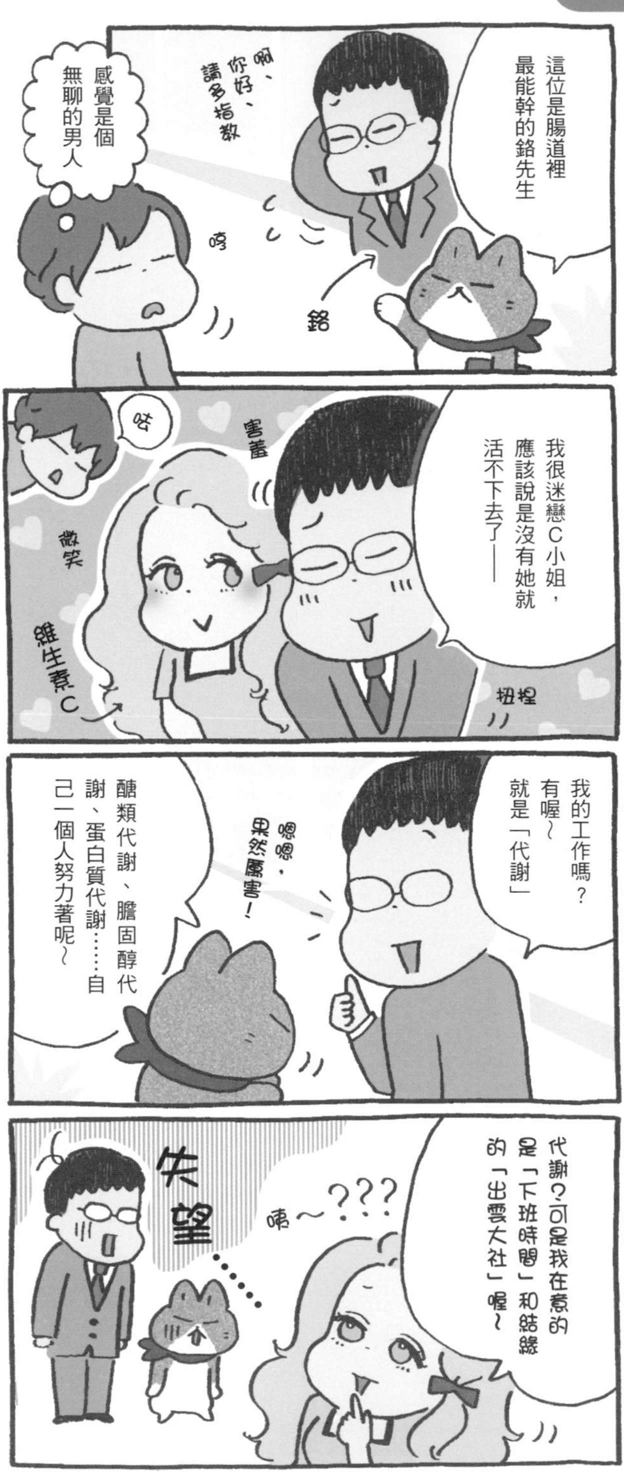
這位是腸道裡最能幹的鉻先生
鉻
啊、你好、請多指教
哼
感覺是個無聊的男人
我很迷戀C小姐，應該說是沒有她就活不下去了——
扭捏
害羞
微笑
維生素C
咕
我的工作嗎？有喔～就是「代謝」
嗯嗯，果然厲害！
醣類代謝、膽固醇代謝、蛋白質代謝……自己一個人努力著呢～
代謝？可是我在意的是「下班時間」和結緣的「出雲大社」喔～
咦～???
失望……

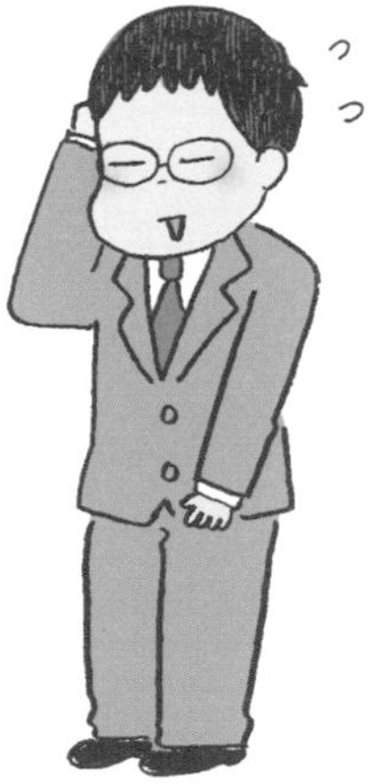

鉻

穿著西裝的樸素男性。最喜歡維生素C，為了表現自己的優點而拼命工作。

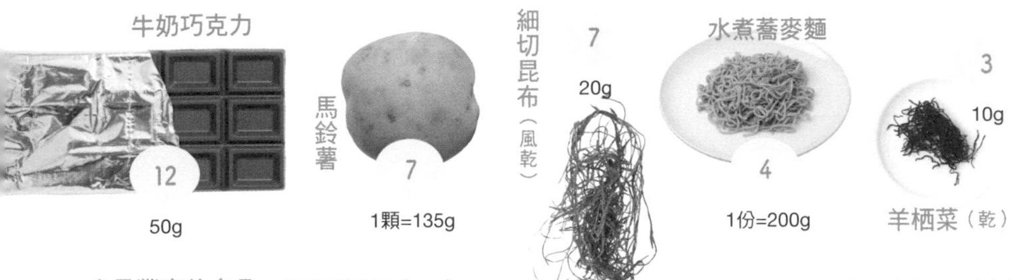

含量豐富的食品　每1份的含量（μg）

維持正常的血糖值、膽固醇值

屬於微量礦物質的「鉻」在被吸收到體內後，會與血液中稱為「運鐵蛋白」的醣蛋白結合，並被運送到肝臟、腎臟、脾臟及骨骼集中，成人體內大約含有一・八毫克。

講到這裡，大家應該有聽過「胰島素」這個詞吧？它是具有降低血糖值功能的荷爾蒙之一，「血糖值」是指血液中含有的葡萄糖濃度，雖然醣類對人類是非常重要的能量來源，但攝取過量的話會變胖，或是得到糖尿病。在糖尿病患者中，也有人是因為無法分泌出需要量的胰島素，或是分泌速度緩慢所造成的。在醣類增加過多而使血糖值上升時，為了增強所需胰島素的效力，鉻會拼命努力工作。血液中如果膽固醇等脂質增加過多時，鉻也會為了減少它們的含量而奮鬥。也就是說，如果鉻不足的話，醣類和脂質的代謝就無法順利進行，而容易引起糖尿病、血脂異常（高血脂症）及動脈硬化等疾病。鉻在小麥胚芽等穀類、海藻類、魚貝類中的含量豐富，和維生素C一起攝取更能提升吸收力喔！

鈷

在腸道變身成維生素B_{12}

鈷？鈷藍色？那個漂亮的藍色？

不是的，這裡的「鈷」是指在一九三五年左右，作為維生素B_{12}的組成成分而發現的礦物質，除了是磁鐵的原料之外，也是在治療蛀牙時會使用到的合金。

作為礦物質的鈷在人體內大約含有一．五毫克，它與在骨髓的造血功能及紅血球的形成有關，這是因為鈷會因腸道細菌而變身成維生素B_{12}。說到維生素B_{12}，它是維生素B群家族的三男，別名是「紅色維生素」，維生素B_{12}的工作是和三女葉酸相互合作，生成紅血球中所含的血紅素，也就是說，鈷也和造血功能有關。另外，據說也有維持正常神經功能的作用。

鈷特別是在紅肉、腎臟、肝臟、起司等乳製品、牡蠣、蛤蜊、海瓜子等動物性食品中的含量豐富。不過也有幾個例外，像是納豆及豆芽菜等植物性食

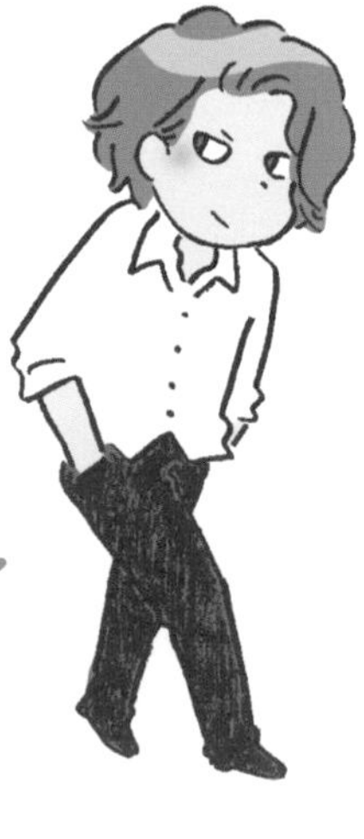

鈷
藍色頭髮的青年。會因腸道細菌而變身成維生素B_{12}，頭髮也會變成紅色。

品也含有鈷。可以想成是維生素B_{12}含量多的食品，鈷的含量也很多。攝取過多的話會造成失眠及疲勞感，如果不足則可能引起注意力不集中、免疫力降低等狀況。惡性貧血患者、素食者、高齡者以及曾接受胃部手術的人，要記得多加攝取。

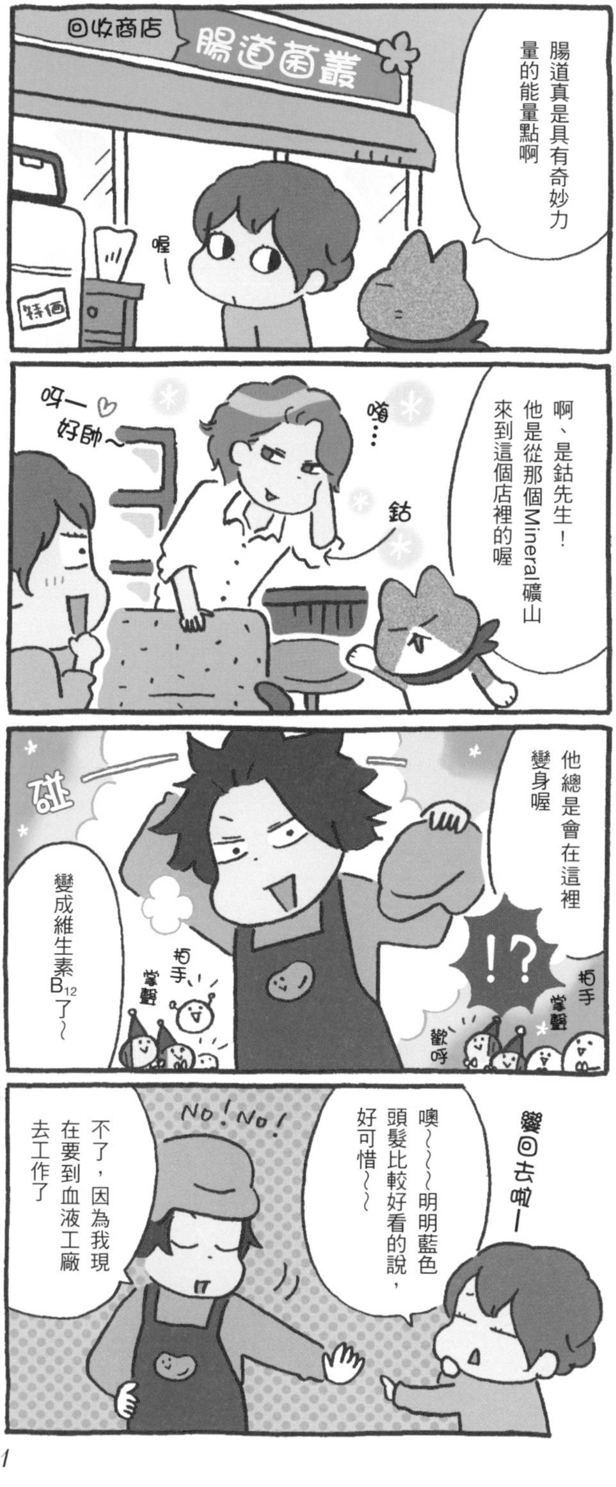

回收商店
腸道菌叢
腸道真是具有奇妙力量的能量點啊
喔—
啊、是鈷先生！他是從那個Mineral礦山來到這個店裡的喔
鈷
唷…
呀—♡好帥～
他總是會在這裡變身喔
拍手 掌聲
!?
歡呼
碰—
變成維生素B12了～
拍手 掌聲
變回去啦—
噢～～～明明藍色頭髮比較好看的說，好可惜～～
No! No!
不了，因為我現在要到血液工廠去工作了

專欄

水的功用

具有各種功效的水

我們沒有一天會完全不喝水，對吧？「水」雖然沒有被分類到營養素中，但它是生存所不可或缺的元素。雖然會依年齡及性別而有所差異，不過水分大致占了胎兒體重的百分之八十三至八十五，孩童為百分之七十至七十五，而成人則是百分之六十至六十五喔。

溶解力強，夠使氧及二氧化碳等許多物質溶入，而且水的表面張力、比熱、汽化熱、熱導率也比其他液體大。因此水具有不易蒸發、不易結凍、容易導熱等特徵。

水的功用是將攝取到體內的營養素及氧溶解並運送至組織，提供酵素反應的場所、調節體溫以及維持體液的滲透壓等。

運動或是發高燒的話，會流汗、想喝水對吧？在健康狀態下，攝取的水量和排泄的水量會維持平衡。除了飲品、水果及蔬菜之外，米、麵包及肉類等食物中也含有水分，與其一口氣喝下很多水，還不如多次、頻繁攝取常溫的水會比較好。

第4章

機能性成分與其他食品成分

目前為止所介紹的是人體所必需的營養素。
而「機能性成分」並非不攝取就會產生問題，
但它們因為具有各種對健康有幫助的功能而受到
關注。

什麼是機能性成分？

雖然不是必需，但能幫助維持健康

到這裡我們已經學了許多有關營養的知識，大家有沒有變得比較瞭解了呢？再重複一次，我們生存所必需的營養素包括三大營養素「蛋白質」、「脂質」、「碳水化合物」（醣類），以及「維生素」、「礦物質」等五大營養素。不過，除了這些必需營養素之外，還有許多雖然不是絕對、必要，但對於維持健康及預防疾病仍非常重要的營養成分。這些就稱為「機能性成分」（三次機能）。稍微更仔細一點來說，機能性成分就是「被認可為能夠調節免疫系統、內分泌系統、神經系統、循環系統、消化系統等之功能，具有調整身體狀況、預防疾病效果的食品成分」。

機能性成分包括被稱為「第六營養素」的膳食纖維、多酚、乳酸菌、幾丁聚醣、軟骨素等非常多的種類。還有近年常聽到的「植化素」，也屬於機能性成分，是蔬菜、水果、穀類及豆類等植物性食品中含有的色素、香氣、苦味及辣味等的成分。植化素的種類據說有數千種，雖然無法直接作為我們生命活動的能量，但許多都具有抗氧化作用，因各式各樣的功能而受到關注。這些營養素在日常所攝取的食品中幾乎都含有，因此就以一天攝取三百五十公克以上的蔬菜以及兩百公克的水果為目標，均衡攝取各種食物吧。

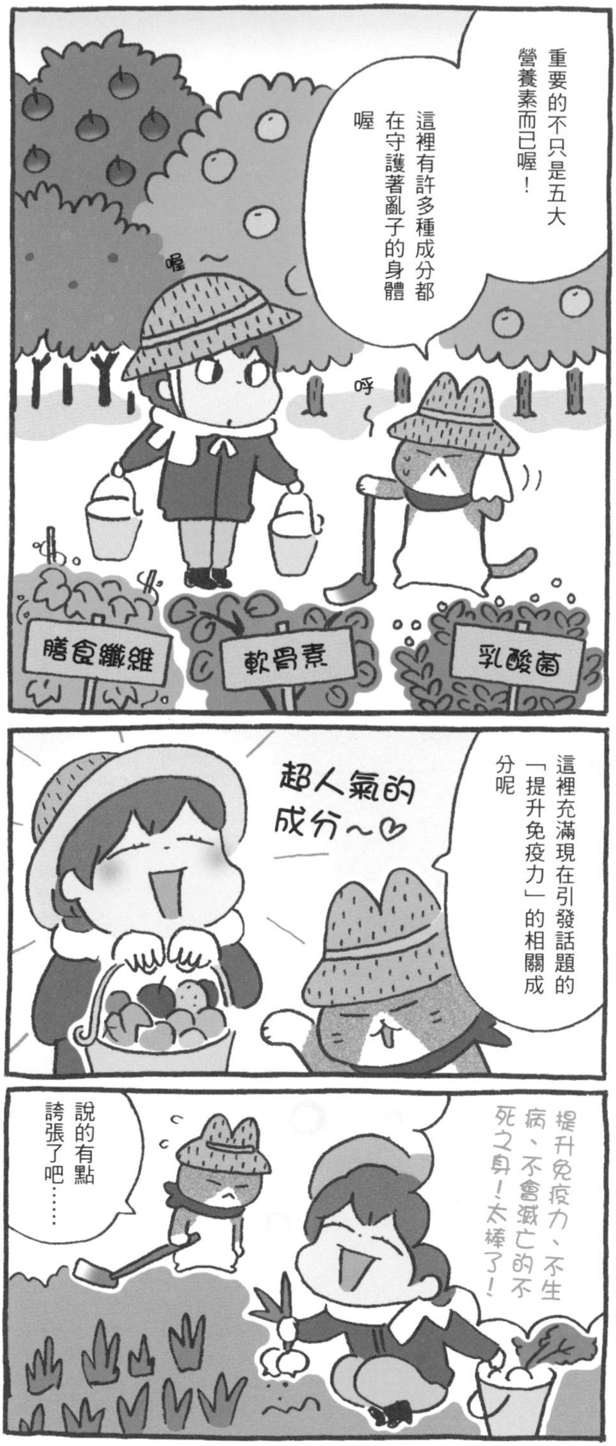

重要的不只是五大營養素而已喔！
這裡有許多種成分都在守護著亂子的身體喔
喔～
呼
膳食纖維
軟骨素
乳酸菌
這裡充滿現在引發話題的「提升免疫力」的相關成分呢
超人氣的成分～♡
提升免疫力、不生病、不會滅亡的不死之身！太棒了！
說的有點誇張了吧……

多酚

提升抗氧化作用

「多酚」出乎意料是大家很常聽到的詞吧？因為含有在紅酒中而形成話題。多酚屬於機能性成分之一，是存在於許多植物中的色素、苦味、澀味成分的化合物總稱，據說竟然有五千種以上呢！多酚可分為色素成分的「類黃酮類」，以及色素以外成分的「酚酸類」。兩者都具有除去活性氧的抗氧化作用，是能讓人保持年輕的優秀成分。

各個種類的多酚還具有其獨特功能，像是殺菌作用、類女性荷爾蒙作用、改善眼部功能、抑制過敏、促進血液循環、強化肝功能等。

因為易溶於水而容易吸收，攝取大約三十分鐘後就會開始在體內發揮抗氧化作用，但是，即使大量攝取也幾乎無法儲藏在體內，會被排泄出去，因此即使立即就能發揮效用，效果也只能持續二至三小時而已。所以即使少量也沒關係，每餐都進行攝取是非常重要的。

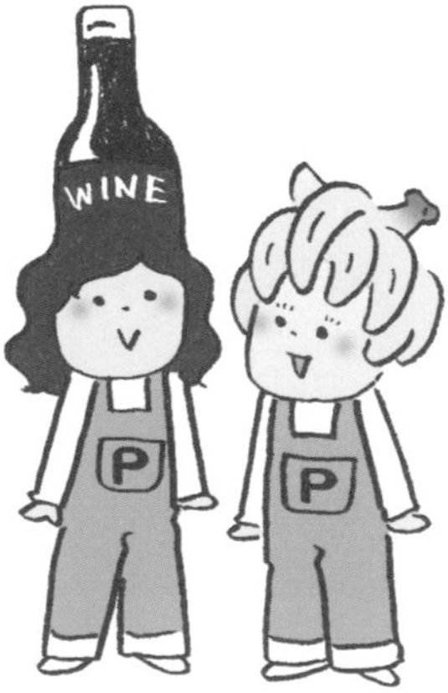

多酚

為了保護身體不受活性氧傷害而努力。工作時間很短，在街道上只能停留2～3小時。

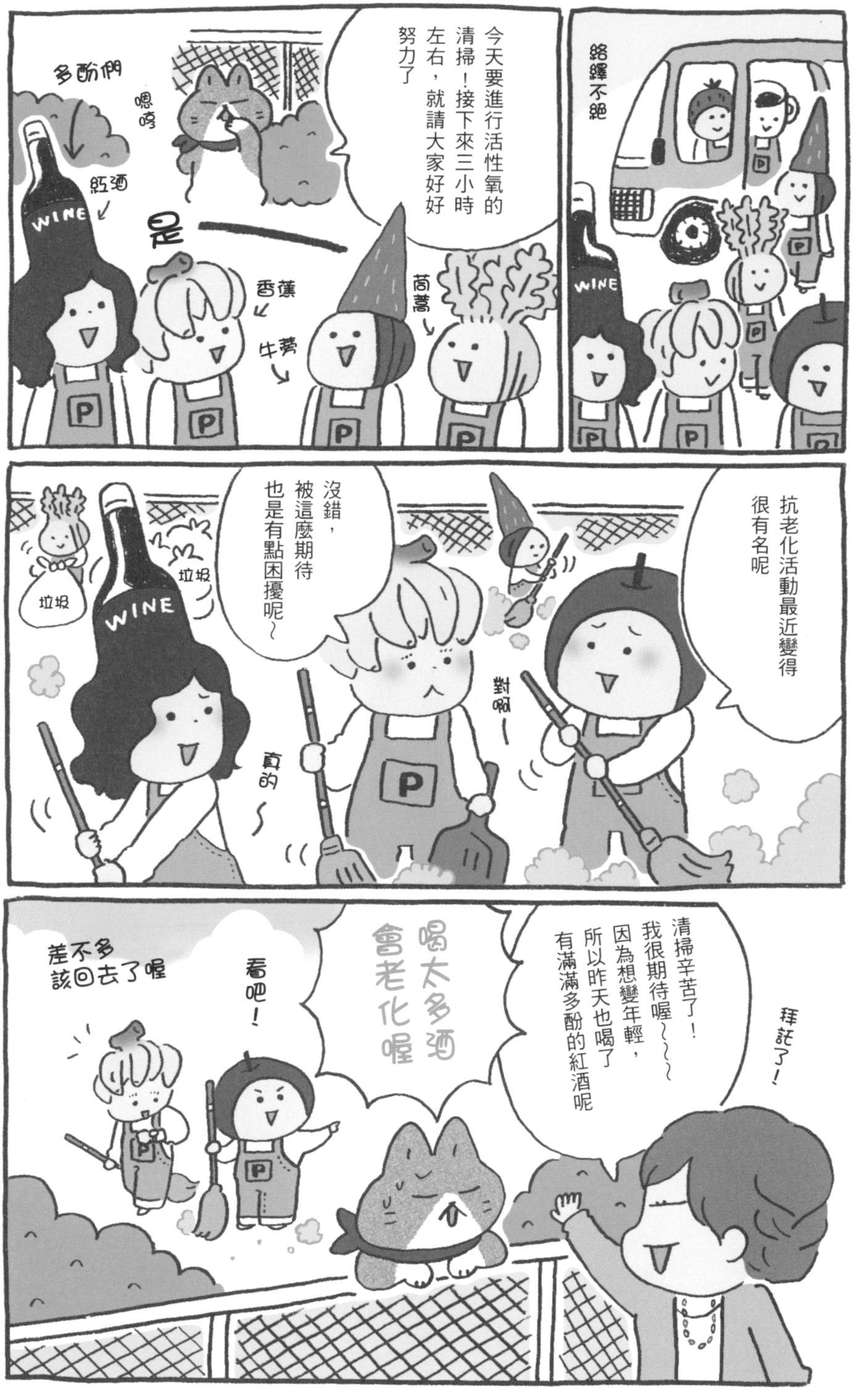
今天要進行活性氧的清掃！接下來三小時左右，就請大家好好努力了
多酚們
嗯哼
紅酒
是──
香蕉
牛蒡
荷蕎
絡繹不絕
抗老化活動最近變得很有名呢
沒錯，被這麼期待也是有點困擾呢～
垃圾
垃圾
對啊－
真的～
清掃辛苦了！我很期待喔～～～因為想變年輕，所以昨天也喝了有滿滿多酚的紅酒呢
拜託了！
喝太多酒會老化喔
看吧！
差不多該回去了喔

顏色的多酚

多酚是植物光合作用所形成的成分，幾乎所有植物的葉和莖等都有喔。和並非色素成分的酚酸類相比，屬於色素成分的類黃酮類多酚種類更多，目前已經確認有數千種了。雖然個別功能有所不同，但它們的特徵就是都具有強力的抗氧化作用。像是能夠提升微血管的滲透性使血壓穩定，或不易造成高血糖，可以期待多酚為身體帶來許多很好的效果喔。

近年來頻繁出現許多補給品的廣告，大家也聽過許多新名稱吧。像是紅、藍色色素成分的「花青素」，在藍莓及葡萄等的含量豐富，因為能提升視覺功能，所以被認為對眼睛很好。而無色、淡黃色色素成分的「異黃酮」則是在黃豆的胚芽部分含量豐富，與屬於女性荷爾蒙之一的雌激素具有類似的功能，因為對預防更年期障礙及骨質疏鬆症有幫助，所以是女性所不可缺少的。

許多蔬菜及水果的色彩鮮艷，帶有綠、紅、藍、黃、黃綠、紫……等顏色，讓我們的餐點更加繽紛豐富。每天都食用帶有美麗色彩的蔬菜，自然而然就能夠攝取到多酚了喔。

茄黃酮苷

茄子皮所含有的花青素類紫色色素。具有強抗氧化力，能夠幫助緩和眼睛疲勞及預防動脈硬化等。

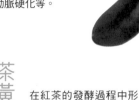

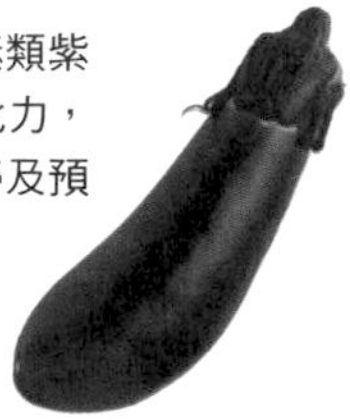

茶黃素

在紅茶的發酵過程中形成的橘紅色成分。具有抗菌、抗病毒、抑制高血壓等功用。

薑黃素

薑黃及芥末所含的黃色色素成分。可強化肝功能，對肝炎及肝功能異常有效果。

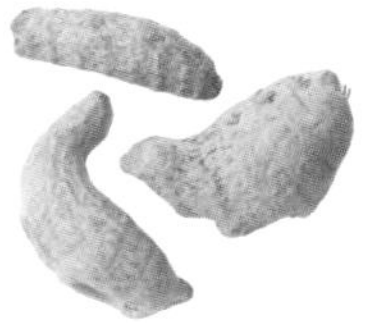

花青素

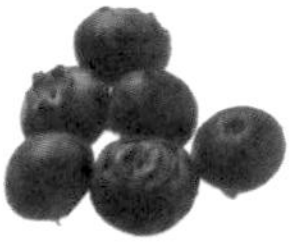

黑棗、藍莓及柿子等所含的紅、藍色色素成分。具有改善血液循環及恢復視力等效果。

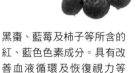

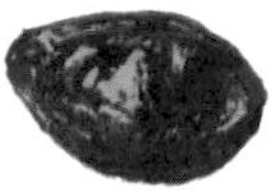

槲皮素

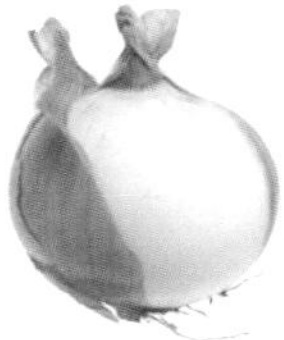

洋蔥、菠菜、青花菜等含有的淡黃色色素成分。具有防止LDL膽固醇氧化、預防心臟病等效果。

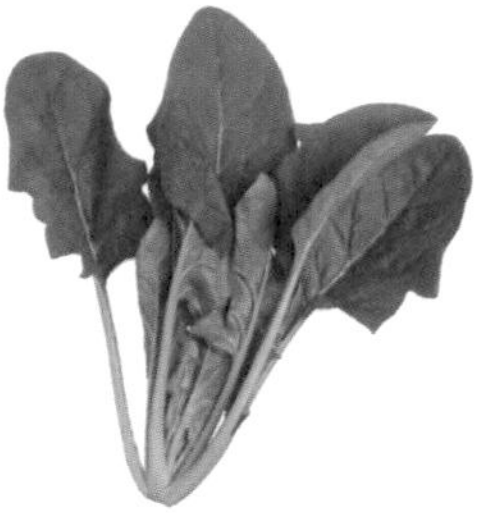

芸香苷

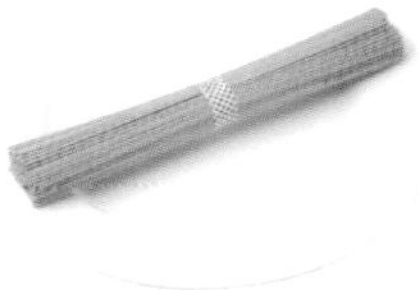

柑橘類及蕎麥含有的淡黃色成分。具有強化微血管的功用，可預防心臟病、動脈硬化及高血壓。

金雀異黃酮、大豆異黃酮苷素

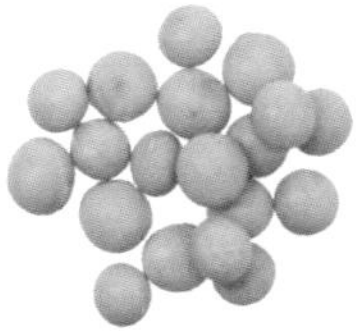

為無色、淡黃色色素成分，具有類似女性荷爾蒙的雌激素的功用。兩者皆屬於異黃酮，在黃豆及黃豆製品中的含量豐富。

味道的多酚

感覺累了就休息一下，喝杯茶！在營養學上，其實這真的是恢復精神所需要的喔。因為茶及咖啡等特有的苦味及澀味，這就是多酚！泡綠茶時出現的淡黃色是「兒茶素」的顏色，它也是留在茶杯或茶壺上不易洗掉的茶漬來源。紅茶是將茶葉發酵而成的茶，兒茶素會結合成分子量大的「單寧」，具有強力的抗氧化作用；作為咖啡苦味成分的「綠原酸」能夠促進胃酸分泌；而可可則因為含有「可可多酚」而形成話題，也就是說，喝杯茶休息一下，就能夠繼續加油，也是多虧有了多酚呢。

柑橘類的苦味成分能夠強化微血管，在改善血中脂質（主要是膽固醇及中性脂肪）及血液循環，以及抗過敏方面都具有效果。多酚在蔬菜及水果的表皮的含量豐富，從以前就有「水果的營養在果皮和果肉之間」的說法，真的就是這樣呢。好好清洗就能連同果皮一起食用的水果就直接大口吃掉吧！而苦味、澀味、苦嗆成分還

味道　多酚的種類

橙皮苷、柚皮素

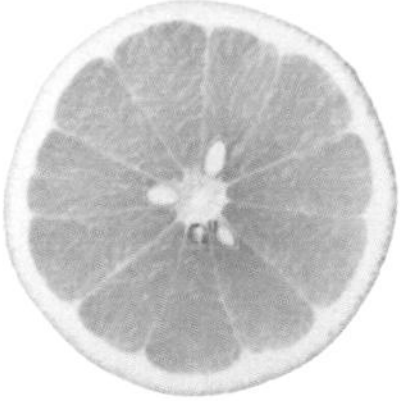

在葡萄柚等柑橘類果皮上含量豐富的苦味成分。具有強化微血管以改善血液循環、抑制癌症發生等作用。橘子及番茄中也含有柚皮素。

可可多酚

在巧克力及可可亞原料的可可豆中所含有。具有抑制幽門螺旋桿菌及病原性大腸桿菌增殖、預防蛀牙、消除壓力的效果。

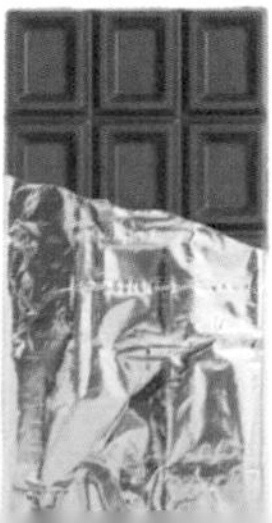

包括「黃豆皂苷」及「人蔘皂苷」。「良藥苦口」說的是帶有澀味或苦味的食物對身體有益。雖說如此，但紅酒也不能持續大量飲用，什麼都要適度才行。

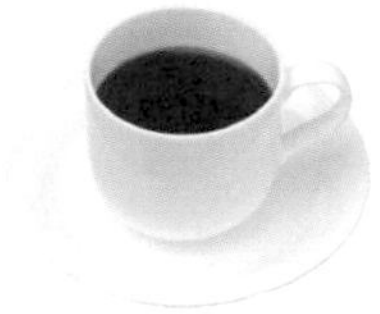

綠原酸、咖啡酸

咖啡特有的香氣及色彩成分。綠原酸會因烘焙咖啡而分解成咖啡酸。可預防肝癌、肝硬化等。

薑烯酚

作為生薑辣味成分的薑醇經過加熱會變成薑烯酚。具有鎮痛、抗菌及促進血液循環的作用。

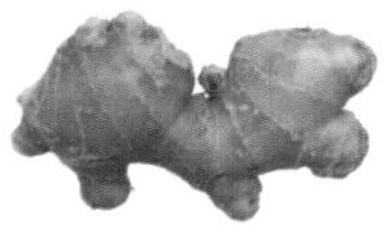

黃豆皂苷

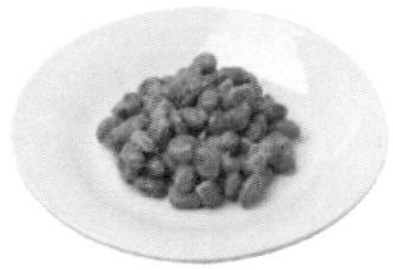

黃豆及黃豆製品含有的苦味及澀味等成分。具有強力的抗氧化作用，可改善肝功能、提升免疫力等。

兒茶素

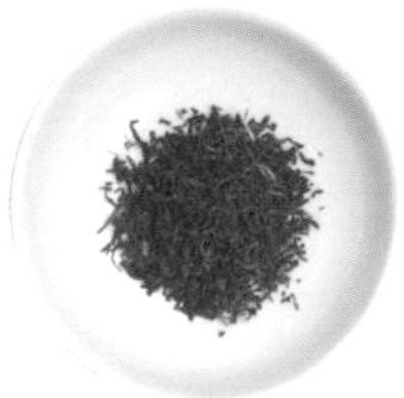

在綠茶中的含量最多，在番茶、紅茶、烏龍茶等也都含有的茶的澀味成分。具有抑制血壓上升、抗癌、殺菌、抗過敏等作用。

其他皂苷

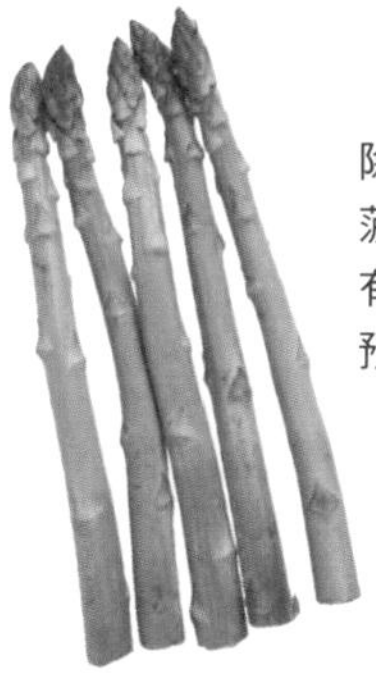

除了人蔘之外，蘆筍、菠菜及烏龍茶等也含有。具有提高免疫力以預防癌症的效果。

類胡蘿蔔素

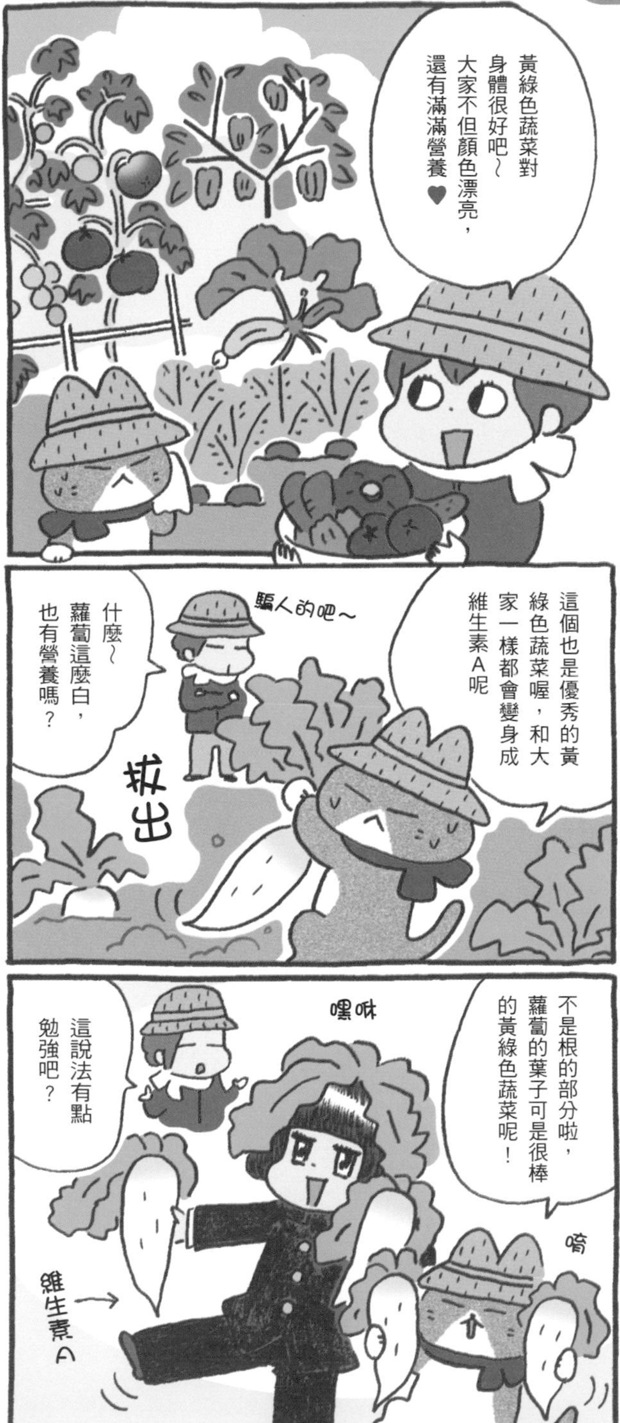
黃綠色蔬菜對身體很好吧~
大家不但顏色漂亮，還有滿滿營養♥
這個也是優秀的黃綠色蔬菜喔，和大家一樣都會變身成維生素A呢
騙人的吧~
拔出
什麼~蘿蔔這麼白，也有營養嗎？
不是根的部分啦，蘿蔔的葉子可是很棒的黃綠色蔬菜呢！
嘿咻
這說法有點勉強吧？
嗒
維生素A

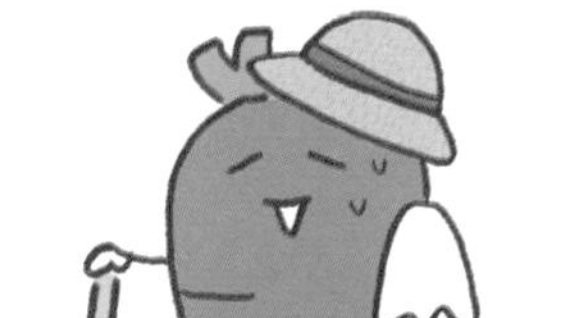

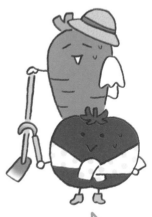

類胡蘿蔔素

特徵是帶有黃色、橘紅色、紅色等鮮艷的色彩。視需要也會變身成維生素A。

特徵是鮮豔的顏色

「類胡蘿蔔素」是廣泛存在於動植物的黃色、橘紅色、紅色等的色素成分。具有不易溶於水而易溶於油的特性，大致可分為「胡蘿蔔素類」及「葉黃素類」兩種，即使不知道類胡蘿蔔素，應該也有聽過「茄紅素」、「胡蘿蔔素」等名稱吧。這些都屬於類胡蘿蔔素的種類喔！

類胡蘿蔔素在自然界竟然有七百種以上，非常厲害，而且個別都具備對身體有益的效果。因為人和動物都無法在體內生成類胡蘿蔔素，所以必須攝取五顏六色的蔬菜及水果。

植物所含有的類胡蘿蔔素包括胡蘿蔔、南瓜、菠菜等黃綠色蔬菜的「β-胡蘿蔔素」及「α-胡蘿蔔素」；番茄及西瓜等含有的「茄紅素」；甜椒（紅）含有的「辣椒紅素」等。另外，也已經發現海帶芽、羊栖菜及昆布等海藻類含有稱為「褐藻素」的紅褐色色素，能夠促進脂肪的燃燒。

動物性食品所含的類胡蘿蔔素則有鮭魚、蝦、蟹等所含的「蝦紅素」，的確這些食物都是紅色的呢。蛋黃所含的黃色色素是「葉黃素」，能夠預防黃斑部病變及白內障等眼部疾病。

能消除活性氧

類胡蘿蔔素的特徵是帶有鮮艷顏色，它的種類非常多，各個種類都有各自的功能，而其中共通的就是「抗氧化作用」。關於抗氧化作用，雖然已經提過很多次了，大家還記得嗎？在生命活動的過程中，一部分的氧會變成氧化力強的活性氧↓活性氧會傷害組成身體的脂質及蛋白質↓成為發生動脈硬化及癌症的原因！我們體內具有除去這些活性氧的功能。但是，隨著年齡增長，功能也會降低，因此作為補強此功能的抗氧化劑，能夠從各種食物中攝取到的類胡蘿蔔素，也和維生素C、維生素E及多酚等共同受到了關注。

另外，類胡蘿蔔素中的α-胡蘿蔔素、β-胡蘿蔔素、γ-胡蘿蔔素及β-隱黃質，都是屬於能夠視需要在體內轉換成維生素A的「原維生素A」。

類胡蘿蔔素為脂溶性，因此和油一起攝取能夠提升吸收率。試著在番茄汁及西班牙冷湯中加入橄欖油吧。另外據說同時攝取多種類胡蘿蔔素，就能夠增強抗氧化力，所以推薦大家搭配各種組合來食用。

類胡蘿蔔素的種類

α-胡蘿蔔素

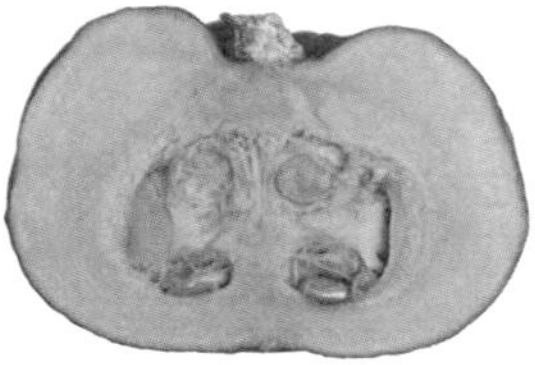

抗氧化作用比β-胡蘿蔔素還要強的原維生素A。在胡蘿蔔及南瓜等紅色及黃色蔬菜中的含量豐富。

γ-胡蘿蔔素

雖然在體內的轉換率比α-胡蘿蔔素及β-胡蘿蔔素低，但同樣都屬於原維生素A。在番茄、杏桃等食物中含有。

茄紅素

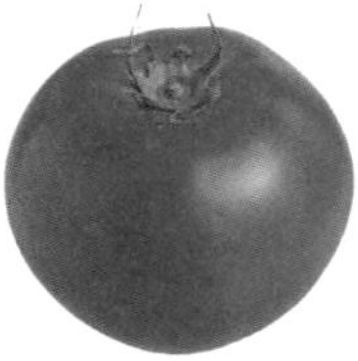

在成熟番茄中含量豐富的脂溶性紅色色素。顏色越紅，茄紅素含量越多，具有很強的抗氧化力，可抑制動脈硬化。西瓜、柿子等中也含有。

褐藻素

海帶芽、羊栖菜及水雲等海藻類含有的紅褐色色素。除了抗氧化作用之外，據說還有減少內臟脂肪的效果。

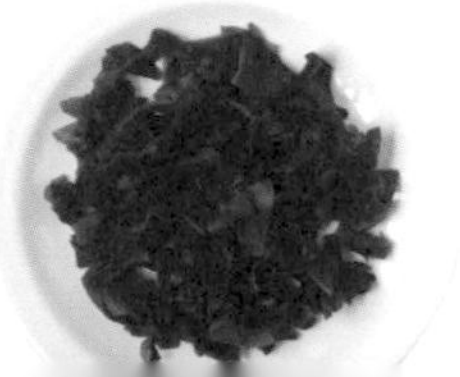

β-胡蘿蔔素

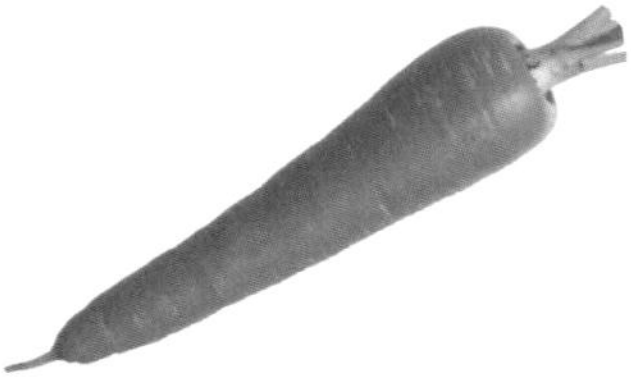

在原維生素A中，形成維生素A的轉換率最高，且在食品中的含量最多。胡蘿蔔、南瓜、小松菜、菠菜等黃綠色蔬菜中含有。

蝦紅素

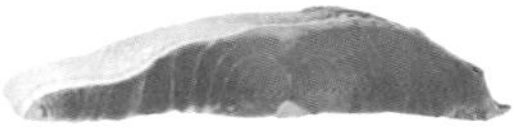

鮭魚、蝦、蟹等魚貝類及海藻類所含有的紅色色素，具有強力的抗氧化作用。

葉黃素

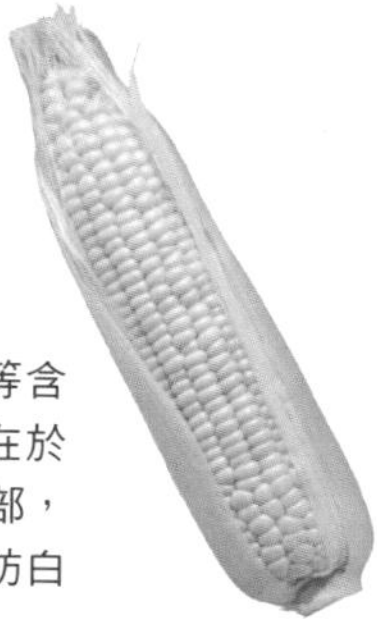

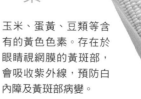

玉米、蛋黃、豆類等含有的黃色色素。存在於眼睛視網膜的黃斑部，會吸收紫外線，預防白內障及黃斑部病變。

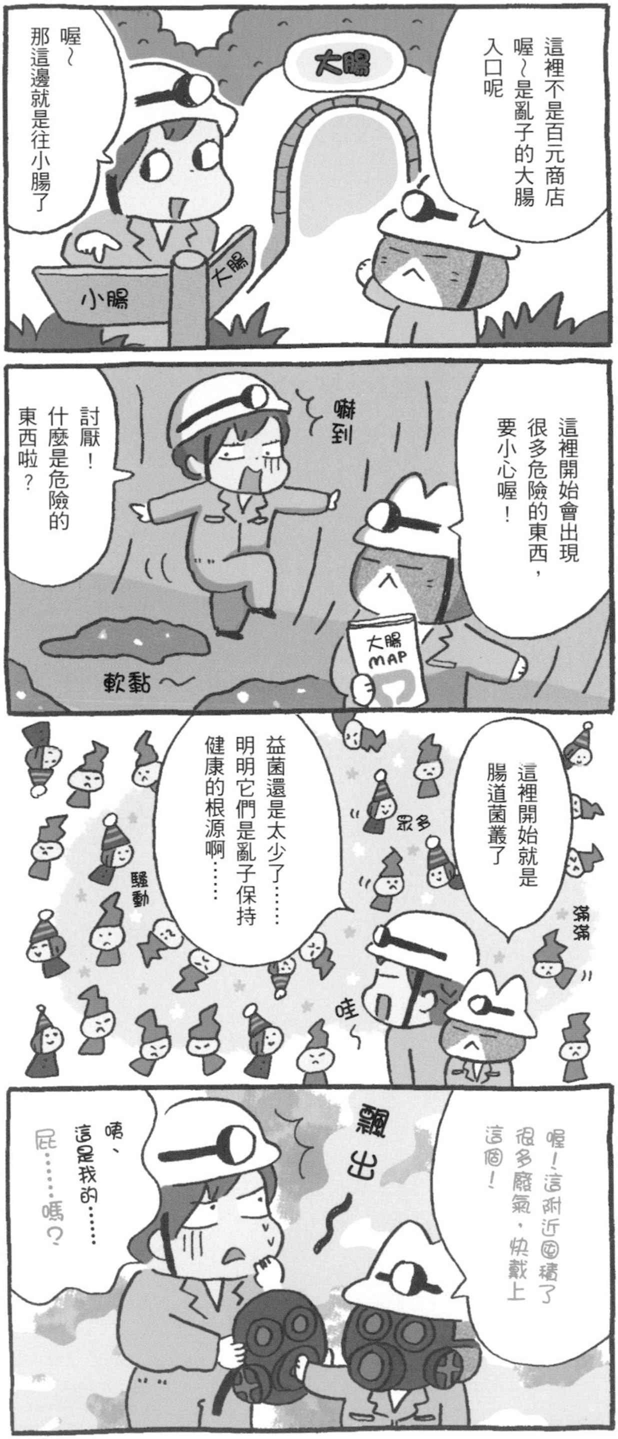
這裡不是百元商店喔~是亂子的大腸入口呢
大腸
大腸
小腸
喔~那這邊就是往小腸了
這裡開始會出現很多危險的東西，要小心喔！
嚇到
討厭！什麼是危險的東西啦？
大腸MAP
軟黏~
這裡開始就是腸道菌叢了
滿滿
益菌還是太少了……明明它們是亂子保持健康的根源啊……
眾多
騷動
哇~
喔！這附近囤積了很多廢氣，快戴上這個！
飄出
咦、這是我的……屁……嗎？

乳酸菌

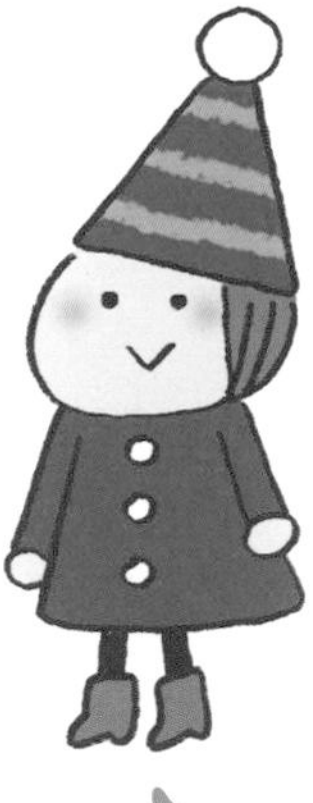

乳酸菌

在腸道工作，會對醣類施魔法使其變身成各種物質。

什麼是乳酸菌和腸道菌叢？

作為「腸道順順」的里民代表，終於有機會能夠說說腸道的事了！

大家知道「腸」分為「小腸」和「大腸」對吧？小腸又分為十二指腸、空腸及迴腸，是消化吸收食物並攝取營養的重要臟器，大腸則分為升結腸、橫結腸、降結腸、乙狀結腸及直腸，小腸進行消化吸收後的食物殘渣，大腸會吸收其中的水分，並形成糞便以易於排便。雖然多少因人而異，不過人類的小腸據說長度有六至七公尺，大腸則有一．五公尺。大腸雖然比小腸短，面積也比較小，但發生疾病的大多是大腸，大腸癌、大腸息肉、大腸炎及大腸黏膜炎等，有很多以大腸為名稱的疾病對吧？這也難怪，因為大腸充滿了殘渣及腸道細菌，如果腸道不順，就會發生腐敗而導致各種身體不適的狀況。

這時能夠幫助我們的就是「乳酸菌」了。「乳酸菌」是大腸內將醣類分解並產生乳酸的細菌總稱，也就是說，它們具有使食物殘渣發酵而不腐敗的能力。如大家所知，發酵食品不容易腐敗，能夠長期保存，透過將食品發酵使其酸性化，防止會引起腐敗及食物中毒的細菌繁殖，而在腸道進行相同動作的就是乳酸菌。乳酸菌的種類有兩百種以上，性質和形態都各不相同，比菲德氏菌、保加利亞乳桿菌及代田菌等也都屬於乳酸菌之一，因為被用於製造優格，所以是大家很熟悉的

check point

不是活著抵達就沒有意義？

雖然印象中乳酸菌似乎要活著抵達腸道比較好，但其實幾乎都會被胃酸等殺菌處理掉。不過，死亡的菌也能成為益菌的養分，具有改善腸道環境的功效。

名字對吧？在醃漬物、泡菜、味噌及鹽麴中的含量也很豐富。

在腸道中，竟然時時有五百至一千種的細菌，以一百兆個以上的數量存在著。人體內常駐菌的種類和數量最多的地方就是腸道了。而這些細菌包括了對人體有幫助的「益菌」、會產生有害作用的「壞菌」，以及與這兩者中佔有優勢者發揮相同作用的「伺機菌」，形成彼此保持一定平衡的生態系。像這樣在腸道形成的細菌集合體就稱為「腸道菌叢」，而能夠調整這個腸內菌叢平衡的，正是乳酸菌。

預防癌症並製造維生素及胺基酸

那麼，之前已經跟大家說明過，乳酸菌是分解醣類並產出乳酸的細菌。以食物來舉例就比較容易理解，像是納豆及優格這樣的發酵食品就被視為對身體有益，也有人每天都吃。但是如果吃了腐壞的食物，就會發生腹痛或腹瀉的狀況對吧？同樣都是細菌所引起的變化，但「發酵」和「腐敗」是完全相反的，與此相同，腸道中也存在著引起發酵的細菌和引起腐敗的細菌，兩者為了佔有優勢而不斷戰鬥著。這時候就輪到乳酸菌上場了，它能夠抑制造成腐敗的壞菌並促進發酵，藉此調整腸道環境。

如此一來，對身體會有許多好處。首先是活化免疫力，近來發現，不只是細菌而已，全身的免疫細胞中有百分之六十至七十都位於腸道，腸道正是如此重要的地方。免疫力提高，就不容易感冒或得到病毒性疾病，對於預防與減緩異位性皮膚炎、花粉症等過敏症狀，以及預防和改善便秘也有效果。

此外，也預期有預防癌症的效果。近來在癌症之中，大腸癌有增加的傾向，據說原因之一，就在於人們變得不太吃納豆及味噌等乳酸菌含量豐富的食品，以及富含膳食纖維的蔬菜，飲食生活逐漸歐美化。

另外，乳酸菌會分解難消化性的醣類，並形成短鏈脂肪酸（醋酸、丁酸、乳酸等）、維生素（維生素K、葉酸、生物素等）及胺基酸（離胺酸等），在營養方面非常有幫助。分次少量持續攝取乳酸菌，增加原本存在於腸道的益菌，一起來調整腸道環境吧！

check point

大人也會過敏？

「小時候不會過敏」並不能保證就可以安心。即使成為大人也可能因為免疫力降低等原因，而引發過敏。

專欄

什麼是益菌及壞菌？

相互間的平衡會決定身體狀況

先前稍微提過，腸道細菌包括「益菌」、「壞菌」和「伺機菌」。健康者的理想平衡是益菌百分之二十、壞菌百分之十，剩下的百分之七十是伺機菌。比例最高的伺機菌會視益菌與壞菌的狀況，支持佔有優勢的那方，真是優柔寡斷的細菌啊！也就是說，為了調整腸道平衡，必須要增強益菌，使搖擺不定的伺機菌成為夥伴。不過，益菌也並非全部都是好的，有些雖然外表是益菌，但遇到其他細菌就會做壞事，而即使是壞菌，偶爾有些也會變成不錯的傢伙，和人類社會一樣，腸道環境也真是不簡單啊。

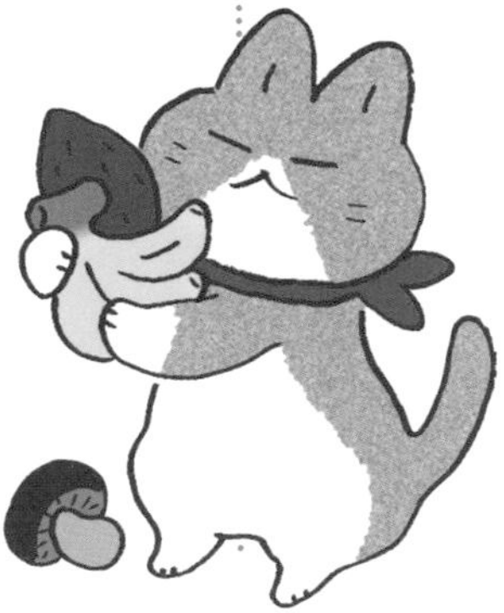

益菌會以小腸消化吸收後的殘渣中含有的醣類為養分，產生發酵作用使腸道成為酸性，最具代表性的益菌就是廣為人知的乳酸菌與比菲德氏菌。兩者不同的地方是，乳酸菌即使沒有氧也能夠生存，而比菲德氏菌則是有氧就不能存活了，以在腸道的數量而言，比菲德氏菌壓倒性地多，但這並不是數量的問題，我們需要兩者相互合作，保護腸道不受壞菌的傷害，並

不是哪一種益菌會比較好，而是同時都必須要有。

而腸道細菌間的平衡，也會隨年齡而有所變化。嬰幼兒的腸道中，佔有優勢的是屬於益菌的比菲德氏菌，但到了高齡期就會減少，也就是說，益菌的減少也是促進老化的因素。不只是造成老化現象而已，由於失去了平衡，所以不用說腸胃了，全身的狀況都會隨之變差。而近年來，年輕人的腸道環境也正在逐漸老化。

能夠增加益菌的食物包括穀類、芋薯類及海藻等膳食纖維豐富的食品、乾香菇及乾蘿蔔絲等乾貨、牛蒡、蒟蒻及菇類等。黃豆、香蕉及牛奶等寡醣含量豐富的食品也很不錯。洋蔥、牛蒡及蘆筍則是含有許多寡醣的蔬菜。另外還有大家都知道的優格這類發酵乳製品，市售有許多種類，不過並非所有種類都適合自己身體，大家要尋找適合自己腸胃的產品喔。

以上，我是腸道順順，超棒的里民代表，報告完畢！

寡醣

成為腸道細菌的養分

人體內的「寡醣」從母乳成分中發現，是能夠調整腸道環境的機能性成分。它與膳食纖維共同作為乳酸菌的養分，為了打造以益菌為優勢的環境而努力著。由數個單醣結合而成，也稱為「寡醣類」。寡醣被認可為能夠預防及改善便秘、調整腸胃狀況的特定保健用食品，大致可以分為「消化性寡醣」與「難消化性寡醣」，其中無法以人類的消化酵素進行消化的難消化性寡醣，由於不易成為能量來源但具有甜味，因此具有替代砂糖、增加益菌、預防蛀牙等多種功能而受到關注。

另外，寡醣可藉由腸道細菌來合成維生素K、B_1、B_2、B_6、B_{12}、生物素及葉酸等，發揮補充體內維生素的重要功能。

香蕉、蜂蜜、黃豆粉及番薯富含寡醣及膳食纖維，此外還能與優格一起食用，能夠增強乳酸菌的作用，請大家試試看吧。

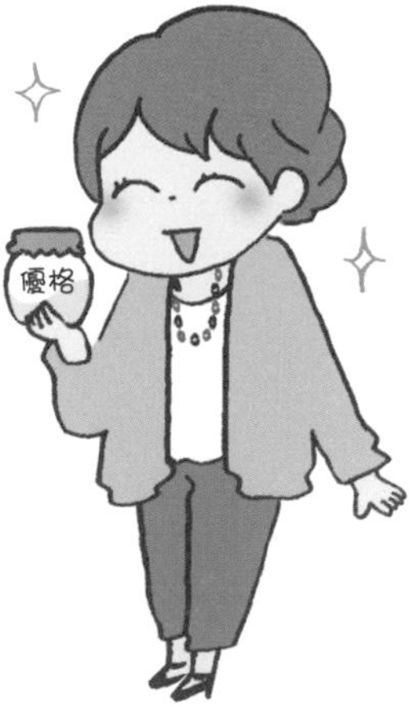

寡醣的種類

大豆寡醣

黃豆中所含寡醣的總稱。帶有砂糖大約70～75%的清爽甜味，每1公克可提供3大卡的能量。

異麥芽寡醣

帶有砂糖大約30～55%的甜味，特徵是具有濃厚滋味。被用於改善腸道環境、預防蛀牙等。也有防腐效果，適用於可長期保存的食品。

果寡醣

帶有砂糖大約30～60%的自然甜味，每1公克的卡路里約為2大卡。具有調整腸胃狀況、促進鈣吸收等功用。

麥芽寡醣

味道類似砂糖，甜度大約為砂糖的30%。被用來作為甜味劑或帶出料理層次的添加劑。

半乳寡醣

母乳中含有，是嬰兒最初攝取到體內的寡醣。具有預防蛀牙、促進鈣吸收等功用。

海藻糖

帶有砂糖大約45%的清淡甜味。可使蛋白質及澱粉保持穩定，廣泛使用於維持食品品質及化妝品、醫藥品等方面。

巴拉金糖

帶有砂糖大約30%的自然甜味。蜂蜜及甘蔗中含有天然的巴拉金糖，特色是能夠穩定血糖值的上升。也用來預防蛀牙、或是作為糖尿病患者的甜味劑使用。

甜菜寡醣

甜菜等所含有，也稱為棉子糖。具有調整腸道環境、消除便秘的效果。

含硫化合物

「好臭！」但對身體有益

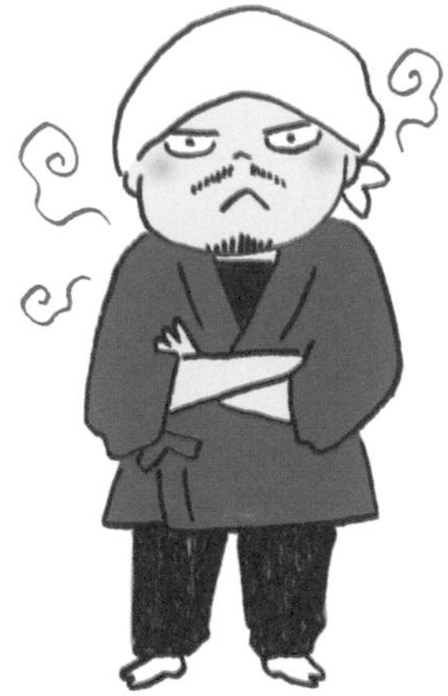

含硫化合物

拉麵店「活力拉麵本家」的店長。雖然散發著獨特氣味，但能夠治好胃炎並溶解血栓。

完整的大蒜就已經會散發味道，切開之後更臭！在切洋蔥時會感覺熏眼而流淚，還帶有很刺激的辣味對吧？這些獨特的氣味及辣味成分就是「含硫化合物」。在大蒜、洋蔥、大蔥、韭菜等百合科（蔥屬），以及高麗菜、白蘿蔔、山葵、青花菜等十字花科的蔬菜中都含有。就如同它的名字，是含有「硫」的化合物，包括大蒜素、異硫氰酸酯等幾個種類，它們共通的特徵就是具有強力的抗氧化作用！能夠去除活性氧，減少造成癌症、心臟病及老化的原因。另外也能溶解血栓、使血液呈現乾淨狀態，同時也會減少ＬＤＬ低密度膽固醇以預防動脈硬化。

洋蔥含有多種含硫化合物，生洋蔥含有蒜胺酸、丙硫醚，在加熱調理時酵素會發揮作用生成大蒜素、而切開時會散出催淚成分——硫代亞硫酸鹽，還有其他像這樣的食品，而其中洋蔥和大蒜是屬於效果特別強的，甚至據說古代埃及在建造金字塔時還會讓工人吃洋蔥呢。另外，含硫化合物具有很強的殺菌力，也經常用

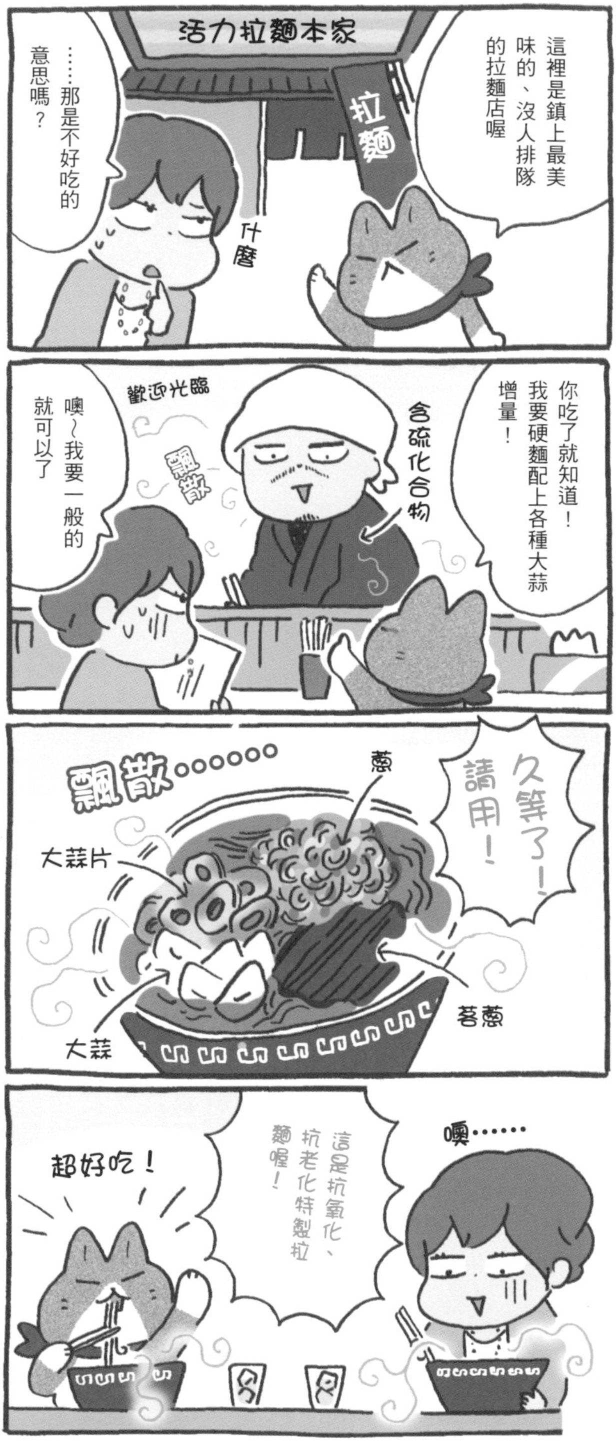
活力拉麵本家
拉麵
這裡是鎮上最美味的、沒人排隊的拉麵店喔
什麼
……那是不好吃的意思嗎？
你吃了就知道！我要硬麵配上各種大蒜增量！
含硫化合物
歡迎光臨
飄散
噢～我要一般的就可以了
久等了！請用！
蔥
飄散。。。。。。
大蒜片
茖蔥
大蒜
噢……
這是抗氧化、抗老化特製拉麵喔！
超好吃！

來當作防止食物中毒的佐料，對於幽門螺旋桿菌也有效用，可以預防胃炎、胃潰瘍及胃癌。雖然說對身體很好，但攝取過多含硫化合物的話，有時連放屁都會硫臭味！適度攝取就好了喔。

辣椒素、辣椒素酯

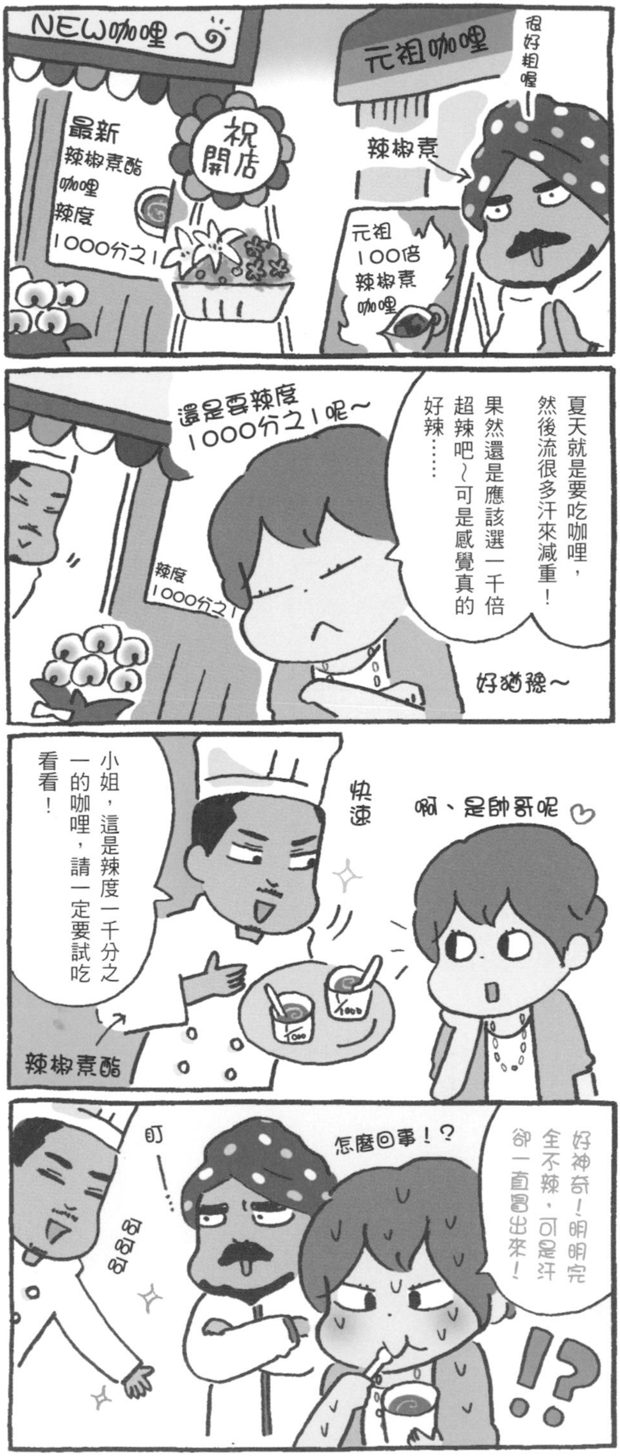
NEW咖哩～
最新
辣椒素酯
咖哩
辣度
1000分之1
祝
開店
元祖咖哩
很好粗喔｜
辣椒素
元祖
100倍
辣椒素
咖哩
夏天就是要吃咖哩，然後流很多汗來減重！
果然還是應該選一千倍超辣吧～可是感覺真的好辣……
還是要辣度1000分之1呢～
辣度
1000分之1
好猶豫～
快速
啊、是帥哥呢
小姐，這是辣度一千分之一的咖哩，請一定要試吃看看！
辣椒素酯
好神奇！明明完全不辣，可是汗卻一直冒出來！
怎麼回事！？
盯——…
呵呵呵呵
!?

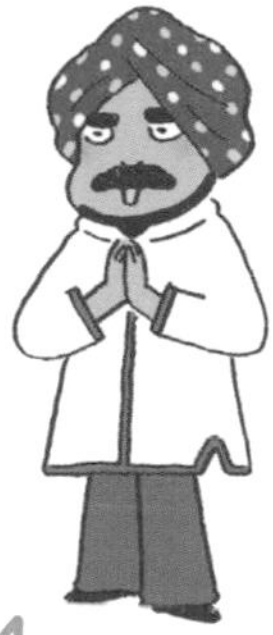

辣椒素

「元祖100倍辣椒素咖哩」的印度人店長。

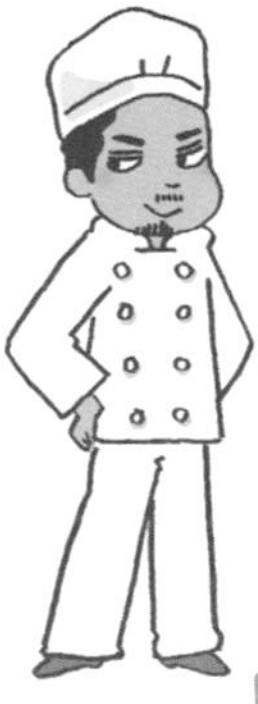

辣椒素酯

「最新辣椒素酯咖哩、辣度1000分之1」的帥哥印度人店長。

辣可以促進脂肪燃燒？

「辣椒素」主要是辣椒中含有的獨特辣味成分，其他像是在辣油、泡菜、豆瓣醬、韓式辣醬等常見的食品中也有。吃到加了很多辣椒的料理，會感覺「噢——好辣！」然後邊冒汗邊吃吧？辣椒素就是引起發汗作用的成分，屬於類胡蘿蔔素之一。

辣椒素的運作方式是：刺激交感神經以提高腎上腺素分泌↓腎上腺素作用於脂肪細胞↓分解與燃燒儲藏脂肪↓提高能量代謝↓體溫上升↓增加血液循環而發汗。它能使全身血液循環變好，改善手腳冰冷及肩膀痠痛的狀況，幫助恢復精神，在減重方面也能發揮效果，也作為緩和神經痛的成分被使用在貼布等外用藥上。

此外，近年來還從辣椒中發現了叫做「辣椒素酯」的不帶辣味成分，雖然結構類似辣椒素，但其辣度只有辣椒素的千分之一，並且同樣具有燃燒脂肪、提升體溫及提高能量代謝的效果。一般會因為擔心辣味和刺激過強而無法添加太多辣椒素，但換作是辣椒素酯就能輕鬆加入，所以辣椒素酯被期待能應用在各種方面。

「寒冷為萬病之源」，大家一起好好實行能溫暖身體的飲食及生活方式吧。

check point

交感神經與副交感神經

「交感神經」會在活動及感受到壓力時發揮作用，而「副交感神經」則是在放鬆及休息時會運作。兩者在健康的人體內會維持平衡運作。

其他食品成分

乳鐵蛋白

以強力的抗菌作用保護身體不受感染

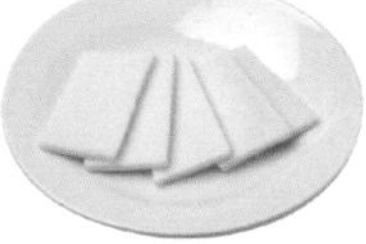

乳鐵蛋白是母乳、汗及淚液等所含有的醣蛋白，在牛奶及起司等乳製品中也有。

它具有強力的殺菌效果，能夠幫助預防嬰兒感染、強化成人免疫力及抑制發炎等，許多細菌生長需要有鐵，而乳鐵蛋白會在腸道與鐵離子結合，可防止細菌成長。

另外，藉由在腸道與剩餘過多的鐵離子結合，據說也能夠抑制活性氧的產生。此外還有實驗結果顯示可減少中性脂肪、加快傷口復原等，預期能活用在多種方面。

酪蛋白

牛奶含有的蛋白質，也具有提升免疫力的效果

酪蛋白大約占了牛奶所含蛋白質的百分之八十，在牛奶及起司等乳製品中的含量豐富，具有提高消化吸收功能、提升免疫力的功用，因為營養價值高，也被當作蛋白粉等營養補充品販售。

另外，酪蛋白在腸道消化的過程中所形成的「胜肽」，很容易與鈣結合，具有幫助體內鈣吸收的功能。

對牛奶過敏的人，有時即使只是攝取酪蛋白也會產生症狀，所以要特別注意。

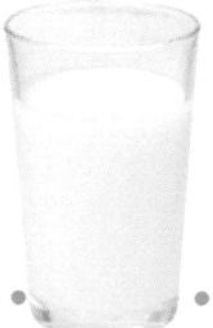

膠原蛋白

打造美麗肌膚及強壯骨骼所不可或缺

膠原蛋白是體內含量最多的蛋白質，占了所有蛋白質的百分之三十，能對皮膚供給氧及營養，且膠原蛋白本身就具有彈性，因此是形成有彈力的肌膚所不可或缺，能幫助預防骨質疏鬆症及改善眼睛疲勞等。

因為膠原蛋白是在體內合成，因此即使吃了許多富含膠原蛋白的食物，也不會直接就對身體產生效果，均衡攝取優良蛋白質，以及能夠幫助膠原蛋白生成的維生素C是非常重要的。

含量豐富的食品

- 牛筋肉
- 豬的白色內臟（小腸、大腸等）
- 雞肉（雞翅）

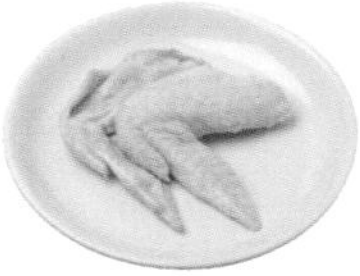

小麥白蛋白

經認定具有預防糖尿病效果

小麥白蛋白是透過萃取小麥含有的水溶性蛋白質而生成，能夠穩定唾液等所含消化酵素的作用，並緩和糖的吸收。

透過防止飯後血糖值急速上升，來減少胰島素分泌，而被認可為糖尿病用的特定保健用食品。不過僅對於澱粉質造成的血糖值上升有效果，並無法抑制果糖所造成的血糖值上升。

如果透過食用小麥來攝取小麥白蛋白，會獲得過多能量，因此希望達到對糖尿病的效果的話，從補給品來攝取比較好。

凝集素

能夠活化細胞，保護身體不受有害細菌傷害

凝集素是在馬鈴薯及豆類中含量豐富的蛋白質，具有提高免疫功能、預防感染的效果。

凝集素會與細胞表面的醣蛋白及醣脂連結，使細胞活化，防止附著在細胞上的有害細菌增殖，並提高細胞本身的免疫力。

含量豐富的食品

- 四季豆
- 扁豆
- 馬鈴薯

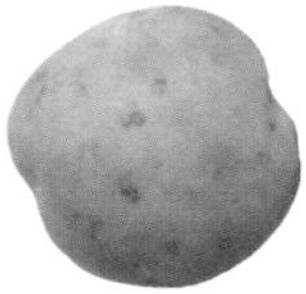

鳥胺酸

與氨的代謝有關，可提升肝功能

鳥胺酸雖然不會被用來合成蛋白質，但仍然屬於胺基酸。

它會在肝臟中發揮代謝氨的作用，因此據說是能提升肝功能、幫助恢復精神的成分，尤其在被視為對肝臟有益的蜆中含量豐富。

有報告顯示在增強肌肉及提升免疫功能上也具有效果，被使用在補給品方面。

γ-胺基丁酸

總是感到焦躁的現代人戰友

γ-胺基丁酸是由麩胺酸生成的神經傳導物質，也稱為「GABA」，具有使腦部血液循環順暢並增加氧的供給量、鎮定不安及焦躁感的功用。

預期對於更年期障礙以及初老期的精神障礙也具有效果。

在茶及發芽糙米中的含量豐富，在體內也能由麩胺酸合成。

含量豐富的食品

- 茶
- 發芽糙米

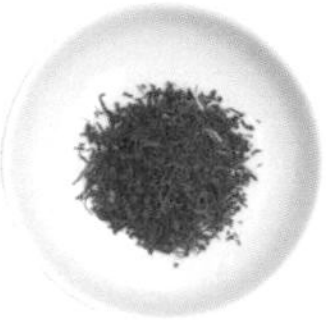

麩醯胺酸

幫助修復腸道，提升胃腸功能

肌肉中含有大量麩醯胺酸，能夠保護淋巴球及腸黏膜細胞的功能，可防止細菌由消化道入侵，並幫助活化免疫功能。在消化道手術後，會從肌肉移動到腸道以協助修復，並作為身體的能量來源使用。

據說也有幫助腸胃功能，以及促進酒精代謝的功用。

牛磺酸

有效預防高血壓及提升肝功能

牛磺酸屬於胺基酸的一種，在體內的肝臟、肌肉、腦部及心臟等處含有高濃度的牛磺酸。

具有改善高血壓的功用，也能預防動脈硬化、心臟衰竭及心臟病等。

另外，也具有降低血中膽固醇值、提高肝功能的功用。

含量豐富的食品

- 蠑螺
- 扇貝
- 花枝

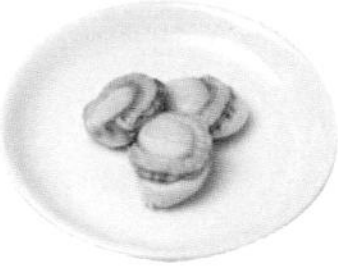

膽鹼

預防動脈硬化等慢性病

膽鹼在體內是構成「乙醯膽鹼」及「卵磷脂」的成分。

乙醯膽鹼作為神經傳導物質發揮作用，能夠擴張血管並使血壓降低，而卵磷脂則具有形成細胞膜，並防止膽固醇沉澱的功用。

如果膽鹼不足，乙醯膽鹼及卵磷脂就會減少，結果會導致動脈硬化及肝硬化等慢性病。

輔酶Q10

有很強的抗氧化力，廣泛運用在各個領域

輔酶Q10也被稱為「維生素Q」，是對產生能量的酵素進行輔助的輔酵素。

具有能夠與維生素E相提並論的強抗氧化力，能夠防止細胞膜氧化，並提高酵素的利用效率。因為抗氧化力強，被使用在醫藥品及抗老化等範圍廣闊的各種領域上。

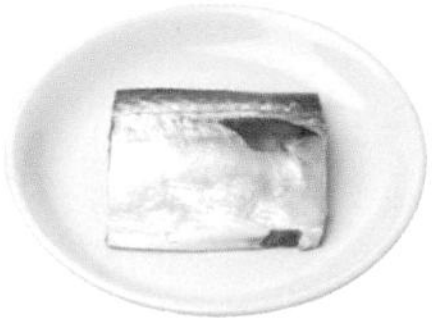

含量豐富的食品
- 鯖魚
- 沙丁魚
- 豬肉
- 花生

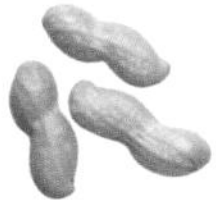

肌醇

維持腦部及神經正常，預防脂肪肝

肌醇是構成細胞膜的磷脂質的成分。在腦部及神經細胞中的含量豐富，是維持正常神經功能所不可或缺。

它能夠讓脂肪的流動更加順暢，使脂肪不容易累積在肝臟，因此有時也被稱為「抗脂肪肝維生素」。

平時經常喝酒的人可以積極攝取喔。

含量豐富的食品
- 橘子
- 西瓜
- 哈密瓜
- 葡萄柚

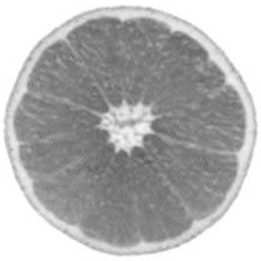

乳清酸

可防止肝功能障礙及老化

乳清酸也稱為維生素B_{13}，能夠幫助葉酸及維生素代謝。在體內是由天門冬胺酸等元素所合成，據說具有防止肝臟發生障礙以及過早老化的功用。

不過針對乳清酸的其他功用，目前還有許多不了解的地方，期待今後會有更多研究發現。

含量豐富的食品
- 根莖類（胡蘿蔔等）
- 小麥胚芽
- 啤酒酵母

肉鹼

能幫助脂肪燃燒，預期具有減重效果

肉鹼也被稱為「維生素BT」，在人體內的肌肉中含量豐富。會將脂肪酸運送到粒線體內，作為幫助脂肪燃燒並具有減重效果的成分而受到關注。

也實際被使用在減重用的補給品上，在紅肉及魚貝類中也含有，植物性食品則不含有肉鹼。

含量豐富的食品

- 羊肉
- 牛肉
- 赤貝

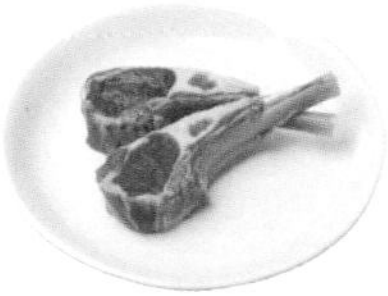

維生素P

與維生素C共同強化微血管

維生素P能夠協助維生素C作用，具有與維生素C共同強化微血管並防止內出血的功用。如果微血管脆弱，牙齦就容易出血，也很容易產生瘀血。

另外，也預期具有降低血壓、防止腦出血等效果。

含量豐富的食品

- 蜜柑
- 橘子
- 杏桃
- 蕎麥

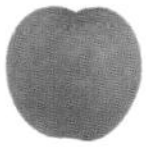

維生素U

修復胃腸黏膜，被用於胃腸藥

維生素U是從高麗菜中發現的成分，它能夠促進細胞分裂，並使蛋白質的合成更加活躍，因此據說具有治療受傷的胃黏膜組織的功用。

因為能夠抑制胃酸分泌過多，在預防胃及十二指腸的潰瘍上很有效果，所以大多數胃腸藥中都有添加。

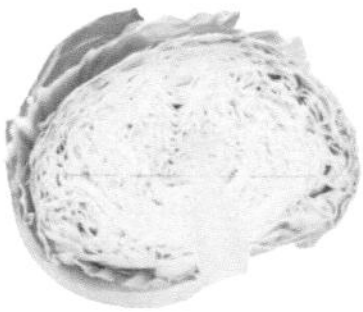

含量豐富的食品

- 高麗菜

對胺安息香酸

協助葉酸合成及腸道細菌增殖

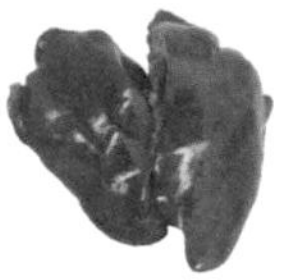

含量豐富的食品
- 肝臟
- 蛋
- 牛奶

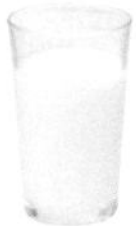

對胺安息香酸是體內合成葉酸時所需要的物質，如果不足的話，就會阻礙到葉酸合成核酸及紅血球等的功能。

對胺安息香酸也會協助腸道細菌增殖。由於葉酸等維生素B群是透過腸道細菌合成，因此也預期具有補充維生素B群不足的效果。

檸檬酸

柑橘的酸味具有恢復精神的效果

檸檬酸是醋及柑橘類中的酸味物質。會與體內產生的酸性物質結合、分解並轉換成能量，發揮恢復精神的效果。

據說也有促進鈣及鐵等礦物質吸收的效果。

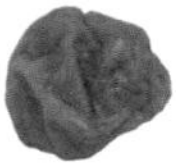

含量豐富的食品
- 醋
- 梅乾
- 檸檬

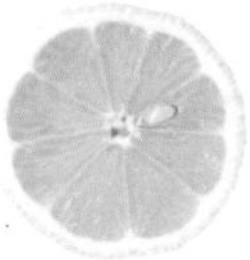

武靴葉酸

抑制血糖值上升，預防糖尿病

武靴葉酸是由在印度及東南亞大量野生的，叫做「武靴葉」的天南星科植物葉片萃取出的成分。在印度從古時候就用來作為治療糖尿病的藥，可使人感覺不到砂糖的甜味，並降低食慾。

也能夠在小腸抑制葡萄糖的吸收，在肥胖及糖尿病的治療上發揮很大效用。

還具有增加便量及預防蛀牙等效果。

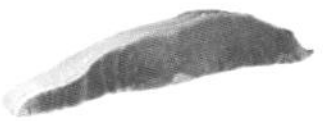

含量豐富的食品
- 白子（魚類精巢）
- 魚乾
- 鮭魚
- 鱈魚

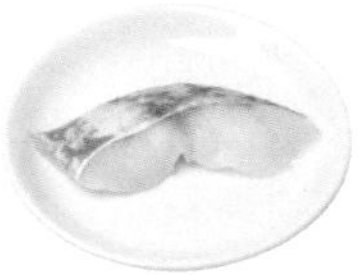

核酸

活化細胞，預防癌症及失智症

核酸是掌管細胞分裂與再生的成分。年輕時在體內會大量生成，但隨著年齡增長合成量會減少，因此從食品中攝取比較好。

具有修復基因、活化細胞等功用，推測對於預防癌症、失智症及動脈硬化也有效果。

葉綠素

具有抗氧化力的植物葉綠素

葉綠素是植物含有的綠色色素，具有抗氧化作用，它會與其他植化素共同守護植物不受氧化壓力的傷害。

在人體中能夠抑制染色體異常發生，推測具有預防癌症的效果。此外，也已知葉綠素可使血中脂質正常化，預期能夠降低膽固醇值，在殺菌及除臭方面也有效果。

卵磷脂

溶解膽固醇，改善血液循環

卵磷脂是體內構成細胞膜的成分，在蛋黃、黃豆及白米中的含量豐富，具有既親油也親水的特性，所以能夠將細胞內的老舊廢物溶解到血液中，並改善血液循環，也能使緊黏在血管壁上的膽固醇變得容易溶解。

卵磷脂中含有能形成神經傳導物質的「膽鹼」，因此預期也能幫助活化腦功能。

含量豐富的食品
- 蛋黃
- 黃豆
- 白米

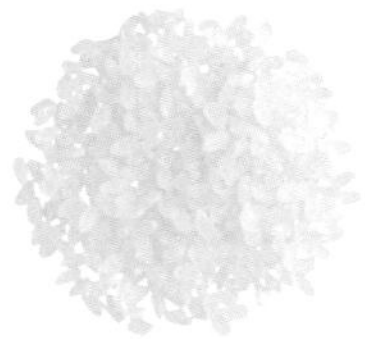

咖啡因

不但能消除睏意，還有減肥效果

咖啡因是茶及咖啡等所富含的苦味成分，能夠藉由使腦神經興奮來防止睏意，並消除疲勞感。

也具有提高脂肪分解酵素活性的功用，在運動前攝取咖啡因，據說能夠有效燃燒脂肪。

其他還有促進利尿及消化等效果，也用來作為強心劑。

含量豐富的食品
- 咖啡
- 綠茶
- 巧克力

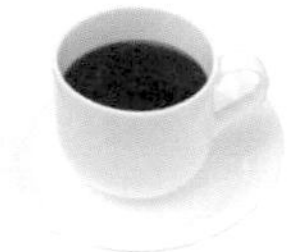

玻尿酸

用於化妝品的強效保濕成分

玻尿酸是大量存在於眼睛的水晶體、關節液及皮膚的黏多醣類之一，會與水結合成為膠狀，維持皮膚的柔軟性，因此經常用來當作化妝品等的保濕成分，也具有防止細菌入侵及毒物滲透的功能。

就算將玻尿酸當作食品來攝取，也會在體內被分解，推測並不會直接對肌膚及關節等產生效果。

雌激素

能保護骨骼及血管的女性荷爾蒙

雌激素屬於卵巢分泌的類固醇荷爾蒙之一，負責促進鈣的吸收以維護骨骼健康，並防止血管及皮膚老化。因此，停經後的女性容易發生動脈硬化及骨骼疏鬆症。

黃豆等含有的異黃酮進入體內後，會發揮與雌激素相似的功用，所以推測能夠幫助緩和更年期障礙。

萜烯類（銀杏內酯、檸檬烯、甘草酸）

有益健康的芳香成分

萜烯類是植物及菌類等含有的獨特香氣或苦味成分。

銀杏葉所含的銀杏內酯能夠促進血液循環，幫助改善肩膀痠痛及手腳冰冷的狀況。柑橘類果皮中含有的檸檬烯具有促進胃酸分泌、增加食慾的效果。甘草酸則是甘草根中所含的成分，能夠抑制胃潰瘍等發炎反應。

神經醯胺

調理肌膚紋理，防止細菌入侵

神經醯胺是存在於表皮角質層的成分，具有改善皮膚保溼功能、防止外部細菌入侵及水分蒸發的功用，因此經常被使用於乳霜及乳液等化妝品。

除了肌膚方面的效果之外，在活化免疫力、抗腫瘤作用及活化神經細胞方面，也預期會有效果，相關研究目前正在進行。

含量豐富的食品
- 米
- 小麥
- 黃豆

甲基硫醯基甲烷

使新陳代謝活躍，並預防癌症

甲基硫醯基甲烷是在牛奶及番茄等食物中都微量含有的成分，具有促進醣類及脂質代謝使活化新陳代謝，並提高免疫力的功能。也有抑制癌細胞增殖的作用。

也能抑制關節及肌肉的發炎反應，並緩和過敏、氣喘、花粉症及風濕病等症狀。由於同時具有修復肌膚的功效，因此也被使用為化妝品的成分。

鯊烯

深海鯊魚含有的氧的搬運工

鯊烯是在深海鯊魚的肝油中含量豐富的成分，作為保健食品及補給品在市面上販售。

因為容易與氧結合，能將氧送到身體的各個角落，使新陳代謝更加活躍。預期能夠提升肝功能，以及提高對癌症的抵抗力。

在體內會轉變成膽固醇，成為性激素及細胞膜的組成成分，維持身體正常功能。

含量豐富的食品

- 深海鯊魚萃取物
- 橄欖油
- 棉籽油

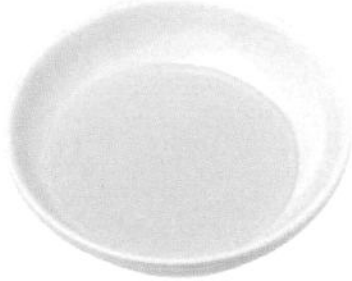

納豆激酶

溶解血栓，預防動脈硬化

納豆激酶是納豆菌所形成的酵素，能夠溶解血栓，使血液變得乾淨。可預防動脈硬化、心肌梗塞及腦梗塞。因為能促進血液循環，所以也預期對手腳冰冷、肩膀痠痛及高血壓具有效果。

納豆激酶從吃下納豆一小時後開始，到八至十二小時後為止會發揮溶解血栓的功用，一天攝取五十公克的納豆就具有效果。

紅麴菌

鮮豔的紅色對慢性病有功效

將紅麴菌培養在米上而形成的紅麴，自古以來就被利用在中國、台灣及沖繩的發酵食品上。近年來發現紅麴菌所產生的紅麴菌素K等，具有改善膽固醇值及降低血壓的作用，而作為健康食品受到關注。

另外，帶有鮮豔紅色的紅麴色素也被用來作為天然的著色劑。

含量豐富的食品

- 豆腐乳

洋菇萃取物

調整腸道環境，去除身體異味

從洋菇所萃取出的成分，含有豐富的多酚、胺基酸、類黃酮及維生素等。

能夠調整腸道環境，抑制成為異味根源的有害物質生成。因此預期有抑制口臭、體臭及便臭的效果，而被使用於補給品等。另外，據說也能夠抑制腎衰竭惡化。

釩

燃燒脂肪，降低膽固醇值

已知釩具有促進脂質代謝、抑制膽固醇生成等效果。釩屬於超微量元素，一般飲食一天會攝取到六至十八微克，但它並不是人體所必需的成分。

釩能夠穩定胰島素的分泌，並使血糖值穩定，預期在預防及治療糖尿病上也有效果。

含量豐富的食品

- 牛奶
- 蝦
- 蟹

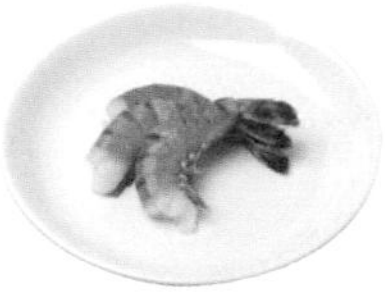

梔子苷酸

降血壓的茶中含有的成分

梔子苷酸是杜仲茶所含有的成分，據說對於高血壓、糖尿病及血脂異常具有功效。杜仲是原產於中國的落葉樹，煎煮葉片製成杜仲茶，它的樹皮能夠改善腰痛、肝功能及腎功能，被當成醫藥品使用。

梔子苷酸能夠放鬆末梢血管使血壓降低，在日本也被認可為血壓偏高者的特定保健用食品。

國家圖書館出版品預行編目資料

世界第一好懂！營養素全書：你一定要知道的3大營養素×13種維生素×15種礦物質×40種機能性成分/牧野直子監修；蔣君莉譯. -- 初版. -- 臺北市：商周出版, 城邦文化事業股份有限公司出版：英屬蓋曼群島商家庭傳媒股份有限公司城邦分公司發行, 2021.10

面；　公分

ISBN 978-626-7012-54-3（平裝）

1.營養學

411.3　　110012834

世界第一好懂！營養素全書：
你一定要知道的3大營養素×13種維生素×15種礦物質×40種機能性成分

作　　者／牧野直子（監修）
插　　畫／松本麻希
譯　　者／蔣君莉
責任編輯／黃筠婷

版　　權／江欣瑜、林易萱、黃淑敏
行銷業務／林秀津、劉治良、周佑潔
總 編 輯／程鳳儀
總 經 理／彭之琬
事業群總經理／黃淑貞
發 行 人／何飛鵬
法律顧問／元禾法律事務所 王子文律師
出　　版／商周出版
城邦文化事業股份有限公司
台北市南港區昆陽街16號4樓
電話：(02) 2500-7008　傳真：(02) 2500-7759
E-mail：bwp.service@cite.com.tw
發　　行／英屬蓋曼群島商家庭傳媒股份有限公司　城邦分公司
聯絡地址／台北市南港區昆陽街16號8樓
書虫客服服務專線：(02) 25007718・(02) 25007719
24小時傳真服務：(02) 25001990・(02) 25001991
服務時間：週一至週五09:30-12:00・13:30-17:00
郵撥帳號：19863813　戶名：書虫股份有限公司
讀者服務信箱E-mail：service@readingclub.com.tw
城邦讀書花園www.cite.com.tw
香港發行所／城邦（香港）出版集團
香港灣仔駱克道193號東超商業中心1樓
電話：(852) 25086231　傳真：(852) 25789337
E-mail：hkcite@biznetvigator.com
馬新發行所／城邦（馬新）出版集團【Cite (M) Sdn. Bhd】
41, Jalan Radin Anum, Bandar Baru Sri Petaling,
57000 Kuala Lumpur, Malaysia.
電話：(603) 90563833　傳真：(603) 90576622
E-mail: services@cite.my

封面設計／張嘉容
電腦排版／唯翔工作室
印　　刷／韋懋實業有限公司
總 經 銷／聯合發行股份有限公司　電話：(02)2917-8022　傳真：(02)2911-0053
地址：新北市新店區寶橋路235巷6弄6號2樓

■ 2021年10月初版
■ 2024年6月初版2.8刷

Printed in Taiwan
城邦讀書花園
www.cite.com.tw

「世界一やさしい！栄養素図鑑」牧野直子（監修）／松本麻希（イラスト）
SEKAIITI YASASII！EIYOUSOZUKAN

ISBN 978-626-7012-54-3（平裝）
定價／420元

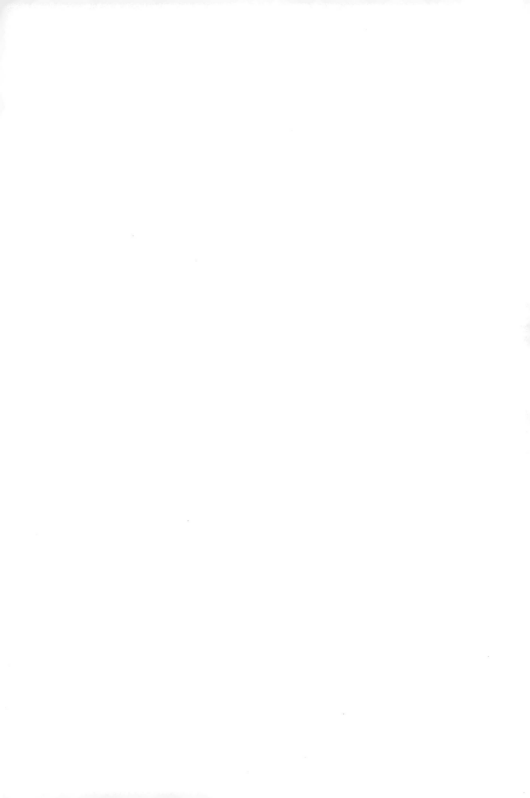